有趣的科学——有趣的人体

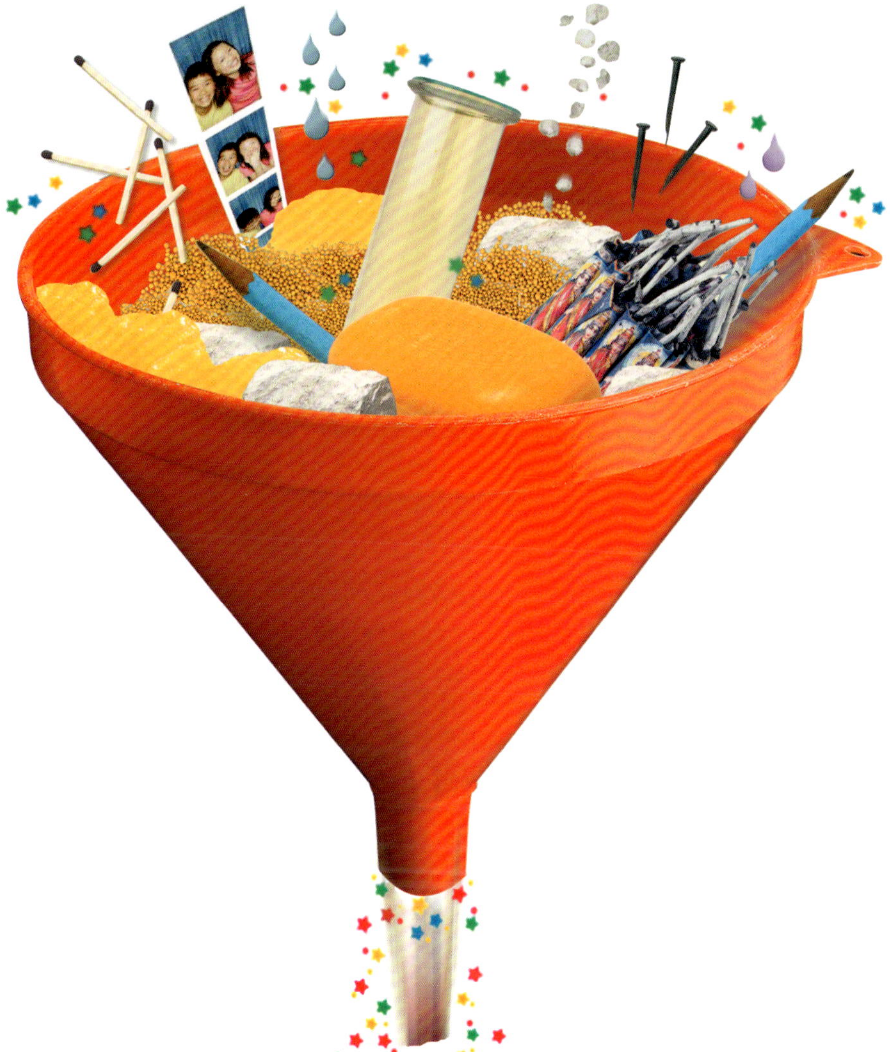

什么组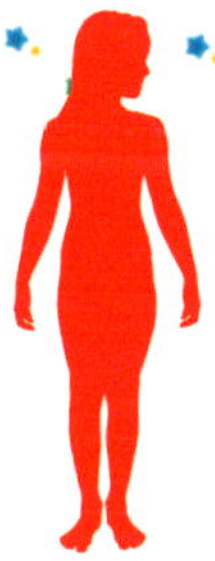成我？

[英] 罗伯特·温斯顿　著
中国科学技术协会青少年科技中心　组织编译
刘建湘　译　张树基　校订

科学普及出版社
·北　京·

Penguin Random House

著作权合同登记号：01-2013-3764

图书在版编目（CIP）数据

有趣的人体：什么组成我 / [英] 温斯顿著；刘建湘译.
--北京：科学普及出版社，2013.5（2025.10重印）
（有趣的科学）
书名原文：What Makes Me Me?
ISBN 978-7-110-08226-3
Ⅰ.①有… Ⅱ.①温… ②刘… Ⅲ.①人体－青年读物②人体－少年读物 Ⅳ.①R32－49
中国版本图书馆CIP数据核字（2013）第081926号

策划编辑：肖　叶　单　亭
责任编辑：邓　文　王　蕊
图书装帧：金彩恒通
责任校对：王勤杰
责任印制：徐　飞

科学普及出版社出版
北京市海淀区中关村南大街16号
邮政编码：100081
电话：010-62173865　传真：010-62173081
http://www.cspbooks.com.cn
中国科学技术出版社有限公司发行
北京华联印刷有限公司承印
*
开本：635毫米×965毫米　1/8
印张：12　字数：150千字
2013年5月第1版　2025年10月第15次印刷
ISBN 978-7-110-08226-3 / R·816
印数：100001－105000册　定价：49.80元

（凡购买本社图书，如有缺页、倒页、脱页者，本社销售中心负责调换）

混合产品
纸张｜支持负责任林业
FSC® C018179
www.fsc.org

www.dk.com

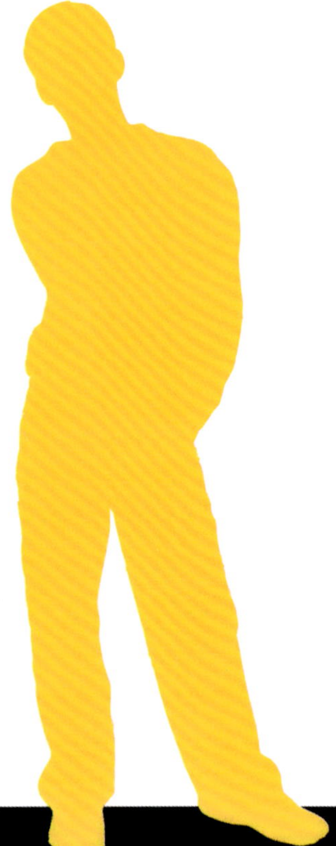

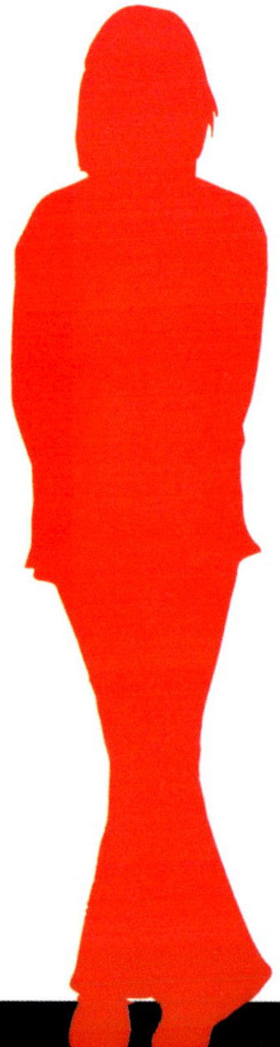

你是否曾经充满疑惑：为什么你会如此讨厌吃胡萝卜？为什么你的相貌跟其他人不同？为什么你说起话来非常像你父母？

你的躯体、头脑及你的思维、行动和处世方式都密切相关——这些特征使得你不同于其他的人。

本书介绍的全都是这些使你独一无二的东西：从你耳朵的形状、你说话的声调到那些真正使你害怕或发笑的事情。你的基因、你的性格、你的天赋都是本书故事的一部分。通过完成书中的小测验和试验，你会发现更多的细节。那么究竟是什么塑造了独一无二的“你”呢？本书将在充满乐趣的故事中和你一起寻找答案。

罗伯特·温斯顿

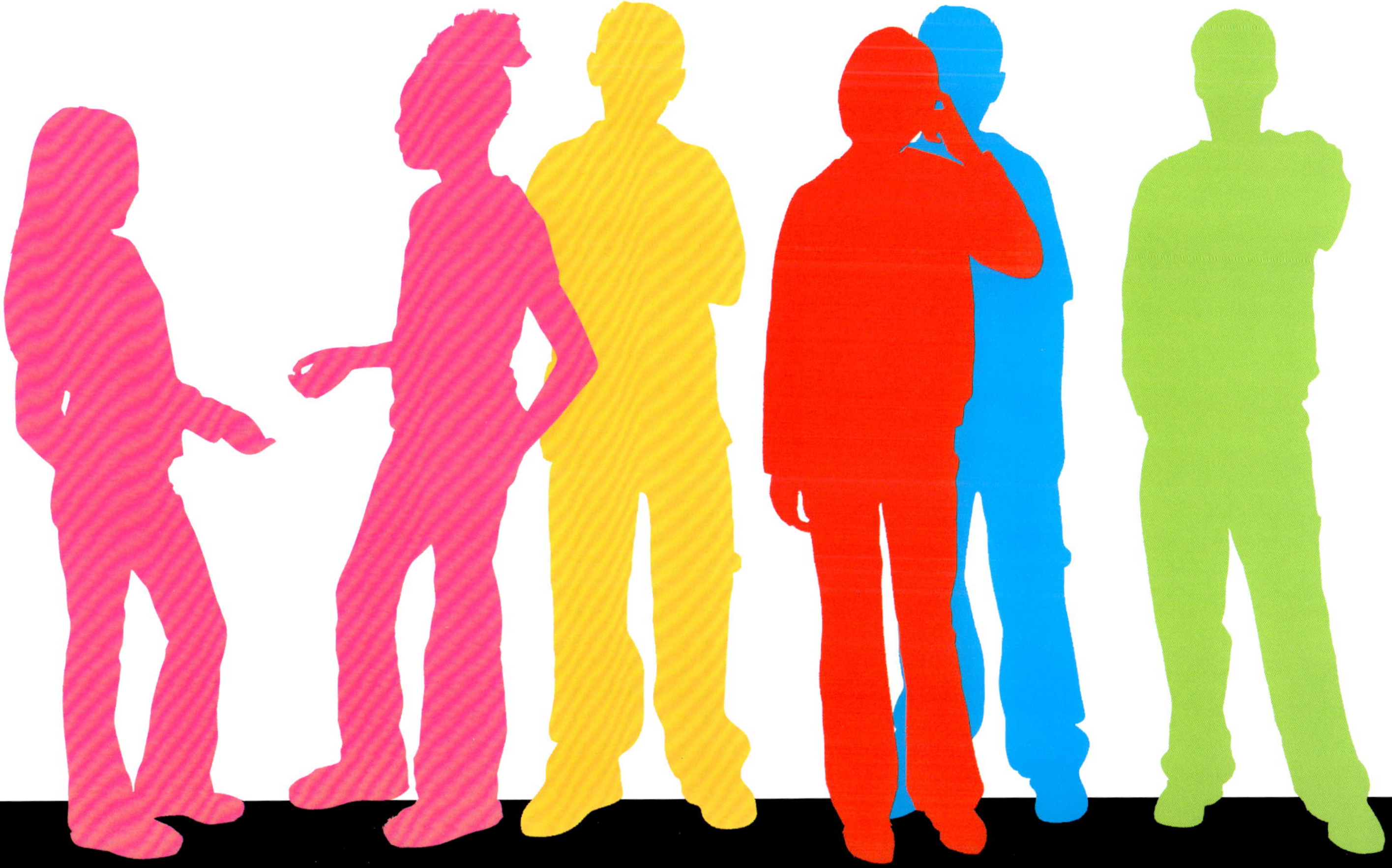

目录

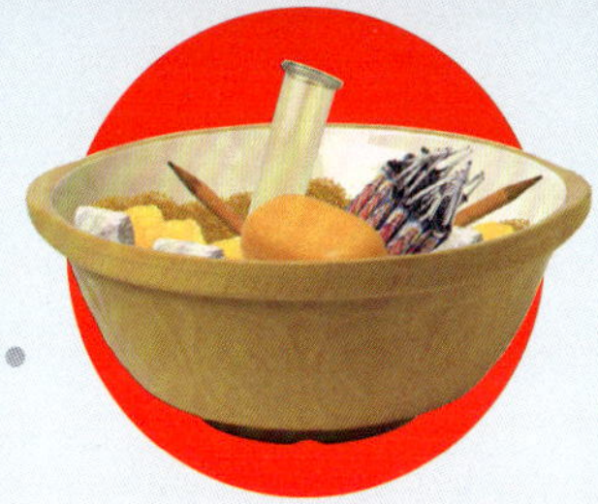

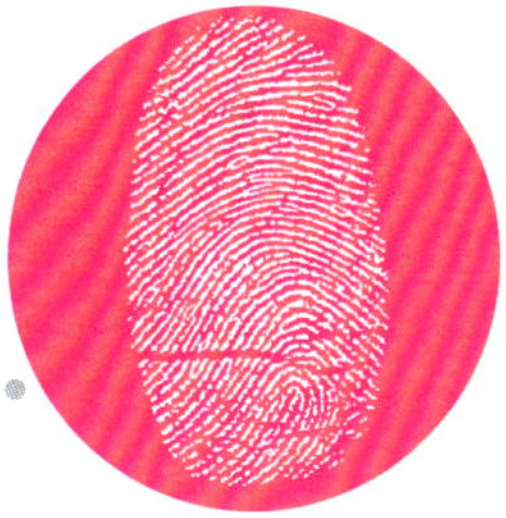

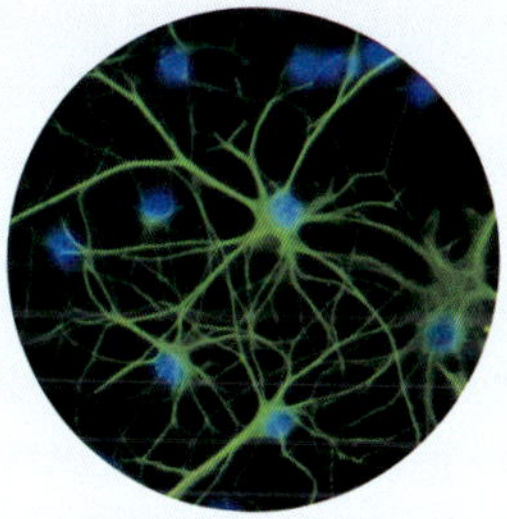

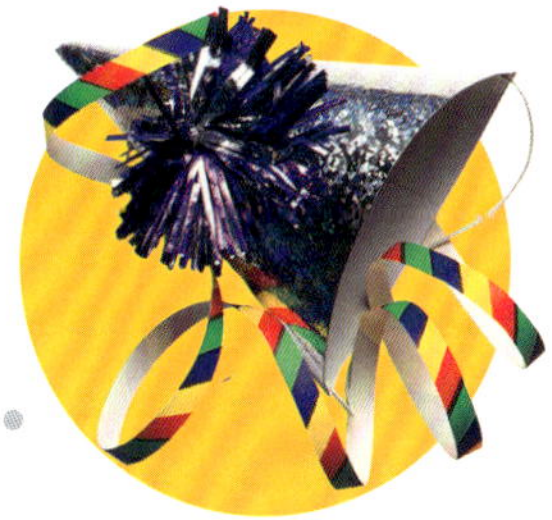

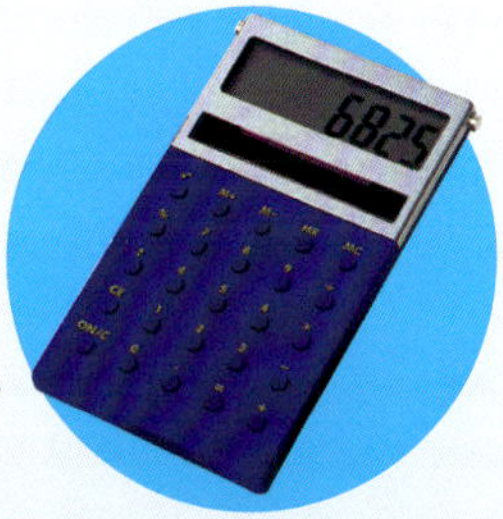

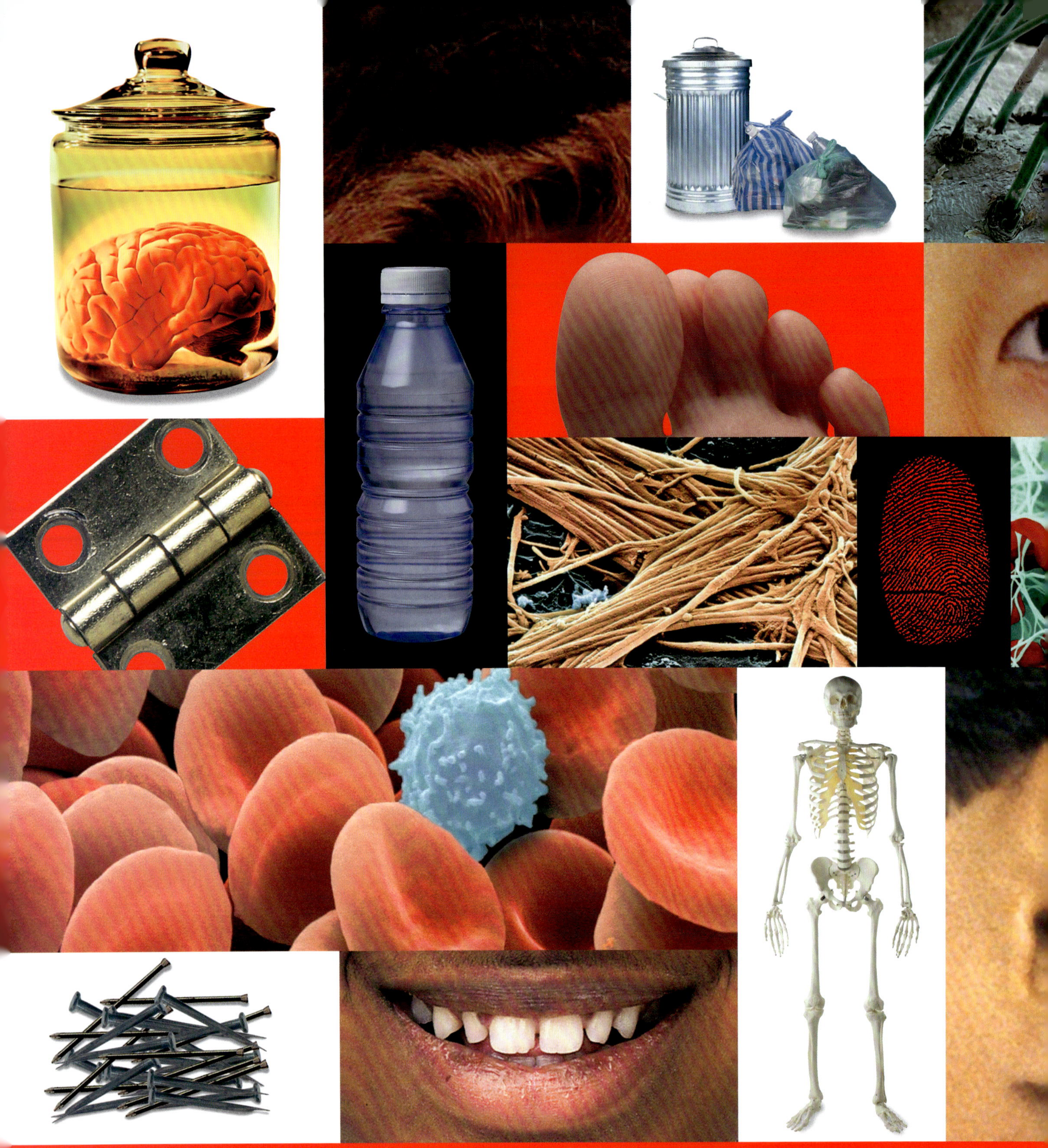

我是由什么组成的？

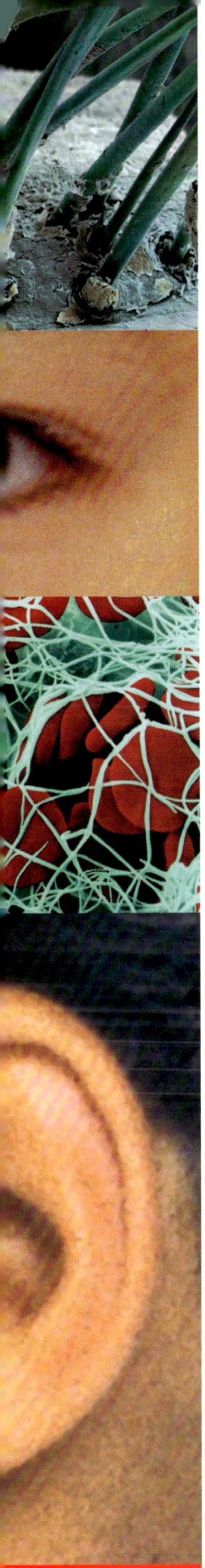

你的身体是一台由

5×10^{30}个原子

组成的复杂而奇妙的机器。

4000年以来人类一直试图搞清楚人体是如何运转的，但是至今仍有许多的谜团——例如，大脑是如何工作的？我们为什么会打嗝？

但是我们确实知道我们是由什么组成的：只是水、碳和一些随处可见的简单化学元素。事实上，你能在花园里找到制作一个人身体所需的所有原子。

成分

想象一下用最简单的成分从最开始的步骤制造人的身体，这一制造过程只需13种化学物质（或称**元素**）就能完成。人体没有特殊元素。人的组成元素与从**跳蚤**到**鲸**的所有其他生物完全一样。

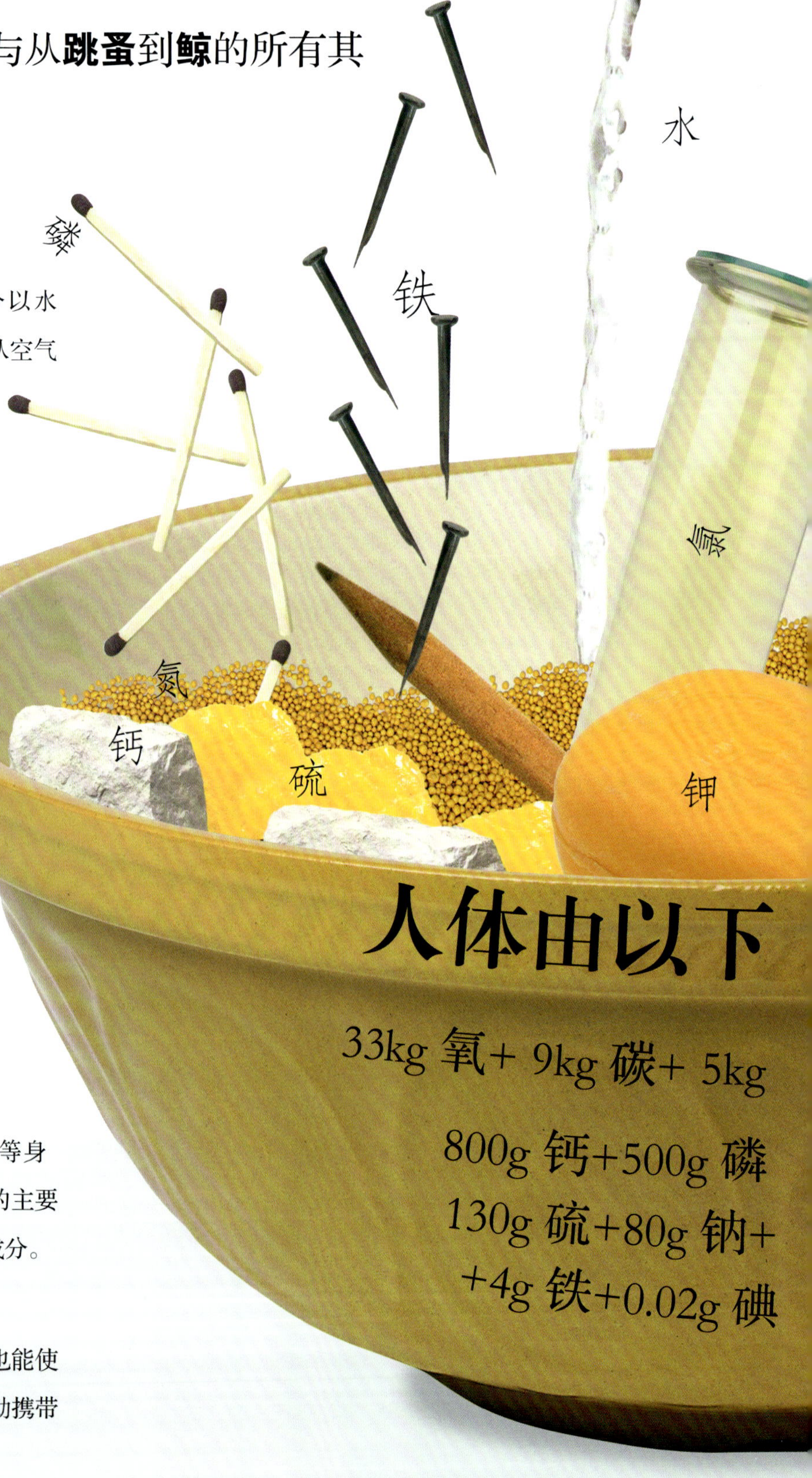

人体由以下

33kg 氧+ 9kg 碳+ 5kg

800g 钙+500g 磷

130g 硫+80g 钠+

+4g 铁+0.02g 碘

1　65%氧

人体约2/3由氧元素组成，大部分以水（H_2O）的形式存在。每次吸气时也可从空气中摄取氧。

2　18%碳

人体约1/5为碳元素，与形成煤、钻石和铅笔芯的元素相同。碳原子彼此之间连成长链，构成了躯体内所有最复杂分子的骨架。

3　10%氢

氢是宇宙中最常见的元素，也是最小的原子。氢气比空气轻，这也是人们用它来充气球的原因（直到人们发现氢气很容易爆炸才停止用氢气充气球）。

4　3%氮

一袋农作物肥料所含氮量与一个中等身材的人体内的含氮量差不多。氮是肌肉的主要组成成分之一。它也是空气的主要组成成分。

5　1%磷

磷是使火柴头能够燃烧的元素。它也能使你的牙齿和骨骼强健，形成细胞膜，帮助携带能量。

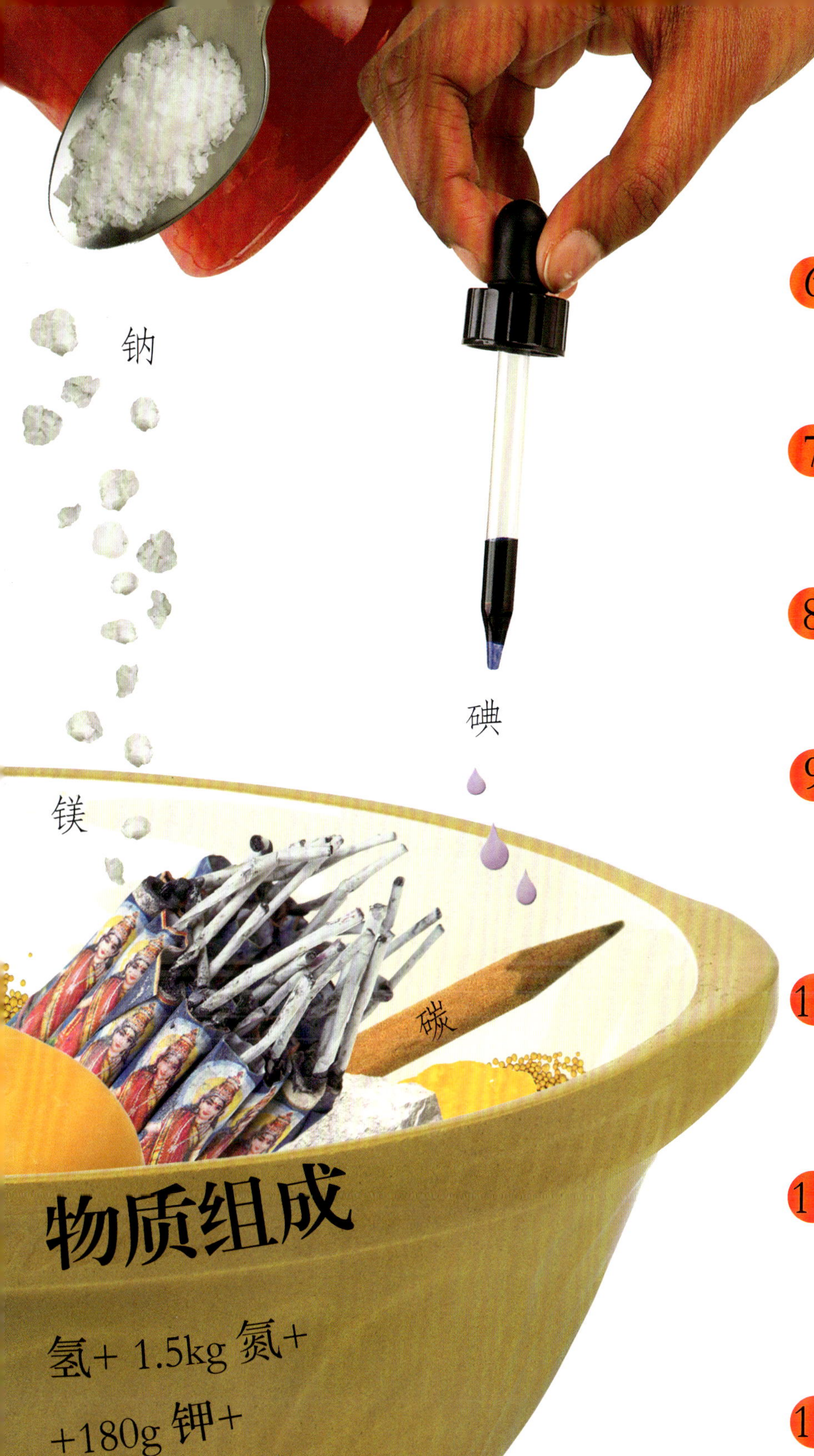

物质组成

氢+ 1.5kg 氮+
+180g 钾+
80g 氯+25g 镁
= 你的身体

6 0.35%钾

肥皂由钾构成。钾也能使你的体液保持化学平衡。

7 0.15%氯

氯是一种有毒的活性气体，常用于制作漂白剂。在体内，氯与钠结合形成盐（氯化钠）。

8 0.15%钠

钠是氯化钠（盐）的组成成分。盐使得体液具有咸度，与海水一样。

9 0.05%镁

焰火中令人目眩的白光来自燃烧的镁。在人体内，镁能增强免疫系统，帮助神经放电和肌肉收缩。

10 0.25%硫

硫是蛋白质的活力部分，帮助血液凝固。硫也与屁、腐烂鸡蛋和臭水池的腐败气味有关。

11 1.6%钙

钙使得贝壳、白垩和大理石坚硬，同样也使得骨骼和牙齿坚硬，并维持心脏跳动和肌肉活动。

12 0.008%铁

一个人血液中的铁足够制作一个铁钉。铁与氧结合后变红，是血和铁锈呈红色的原因。

13 0.00004%碘

人体内仅有微量的碘，但没有碘就活不了。蝌蚪摄取碘后才能变成青蛙。

还需要其他物质吗?

完美的身体还需要一丁点儿的铜、锌、镁、钴、锂、锶、硅、铅和砷。人体还平均含有约90毫克铀。

细胞

仅仅将化学元素混合起来是绝不可能制成人体的，就像不可能在垃圾场组装一架大型喷气式飞机一样。整个过程必须从正确的建造单元开始着手。最小的建造单元是显微镜下所看到的称为**细胞**。人体需要多达1×10^{20}个细胞以异常复杂的方式组合起来。以下是一些细胞的例子。

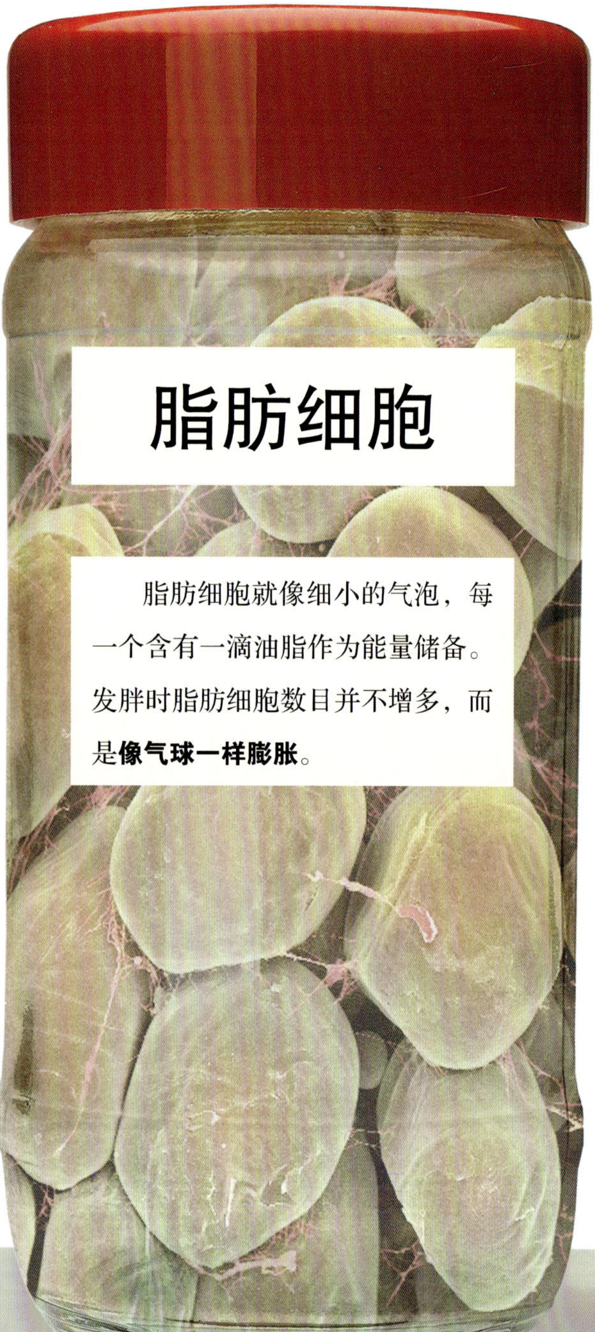

脂肪细胞

脂肪细胞就像细小的气泡，每一个含有一滴油脂作为能量储备。发胖时脂肪细胞数目并不增多，而是**像气球一样膨胀**。

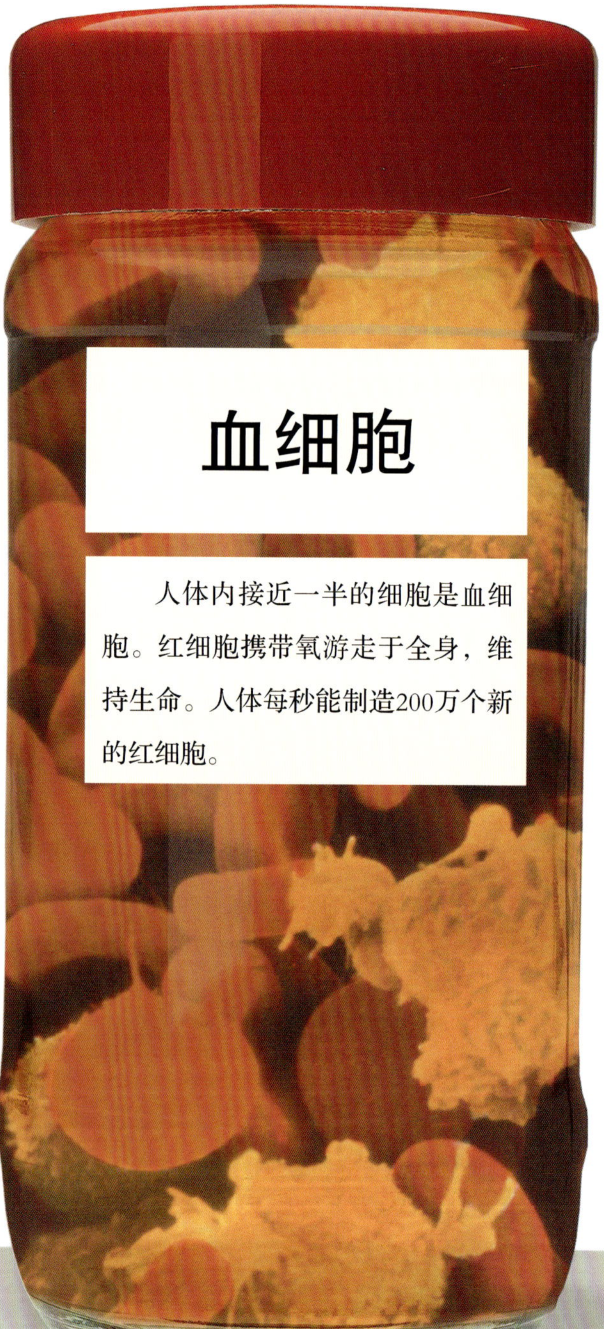

血细胞

人体内接近一半的细胞是血细胞。红细胞携带氧游走于全身，维持生命。人体每秒能制造200万个新的红细胞。

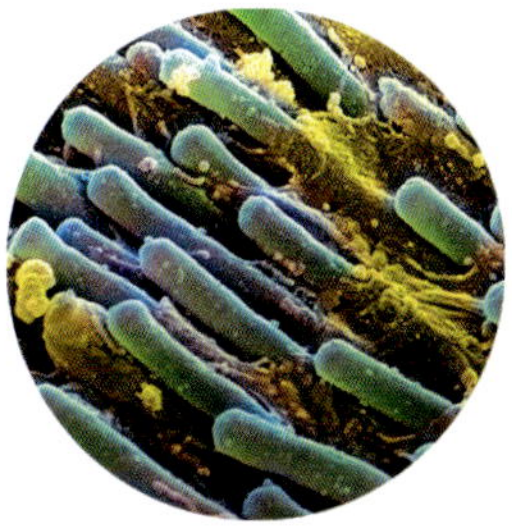

视细胞

眼后部的细胞能检测到光，因而产生了视觉。

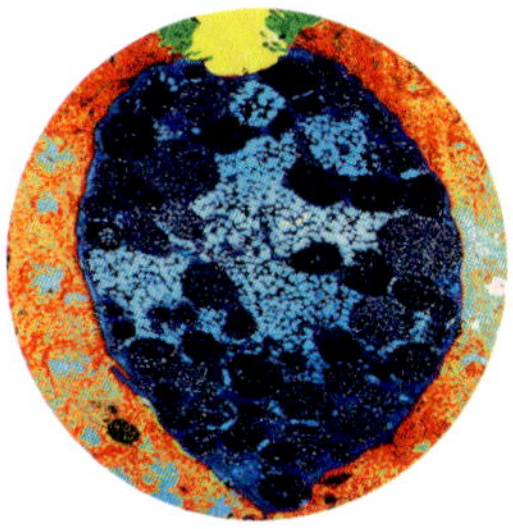

杯状细胞

鼻腔和肠道内的黏性液体（黏液）是由杯状细胞分泌的。

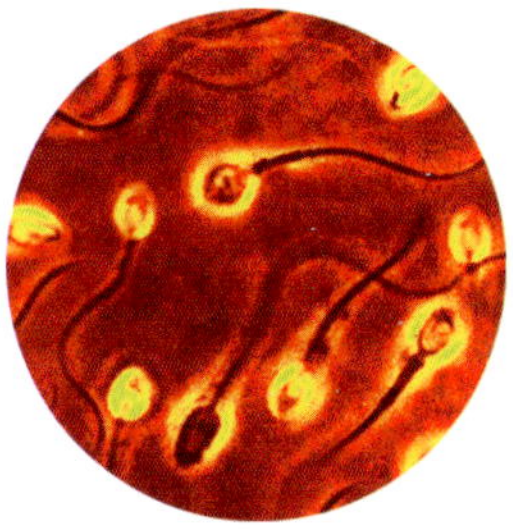

精细胞

当男性的精细胞与女性的卵细胞结合时，就形成一个受精卵。

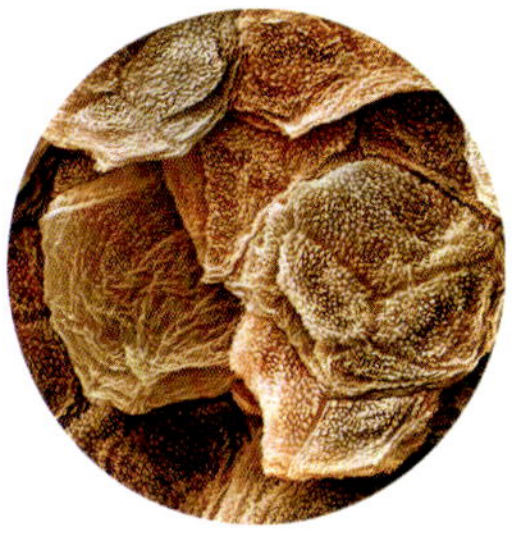

皮肤细胞

小薄片样的皮肤细胞保护脆弱的人体内部免受外部世界侵害。

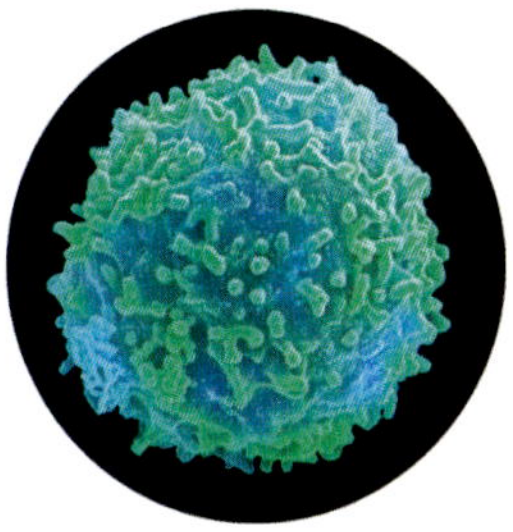

白细胞

这种细胞是漫游的战士，能搜寻病原体并消灭它们。

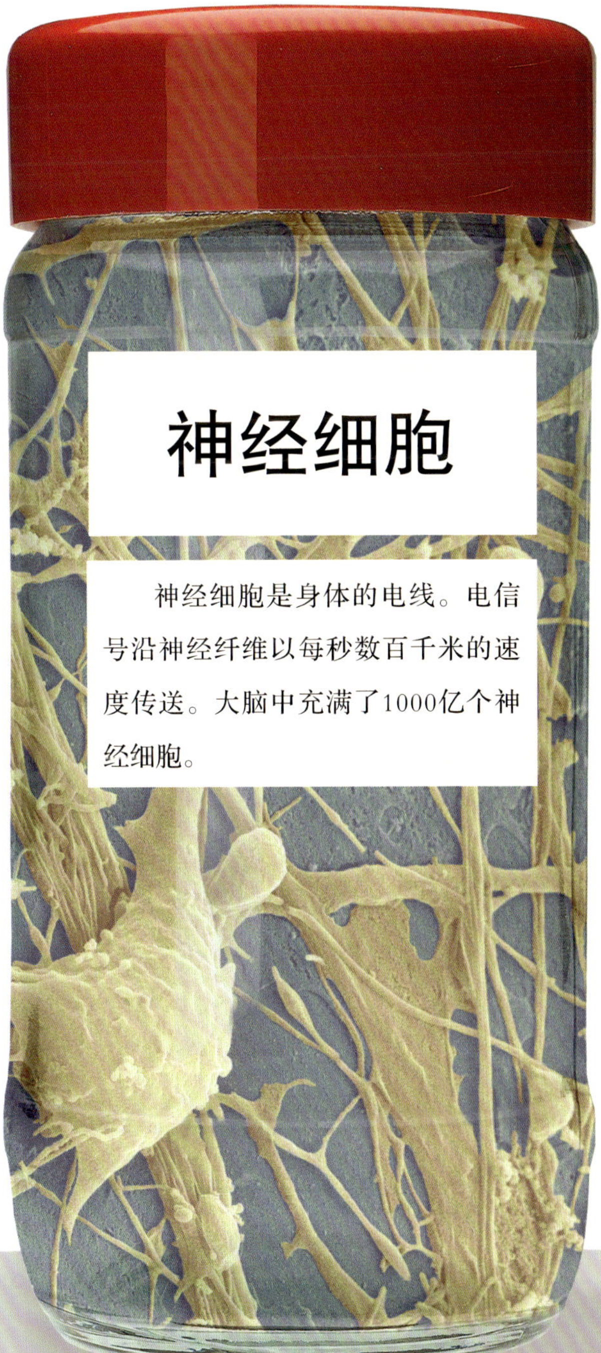

神经细胞

神经细胞是身体的电线。电信号沿神经纤维以每秒数百千米的速度传送。大脑中充满了1000亿个神经细胞。

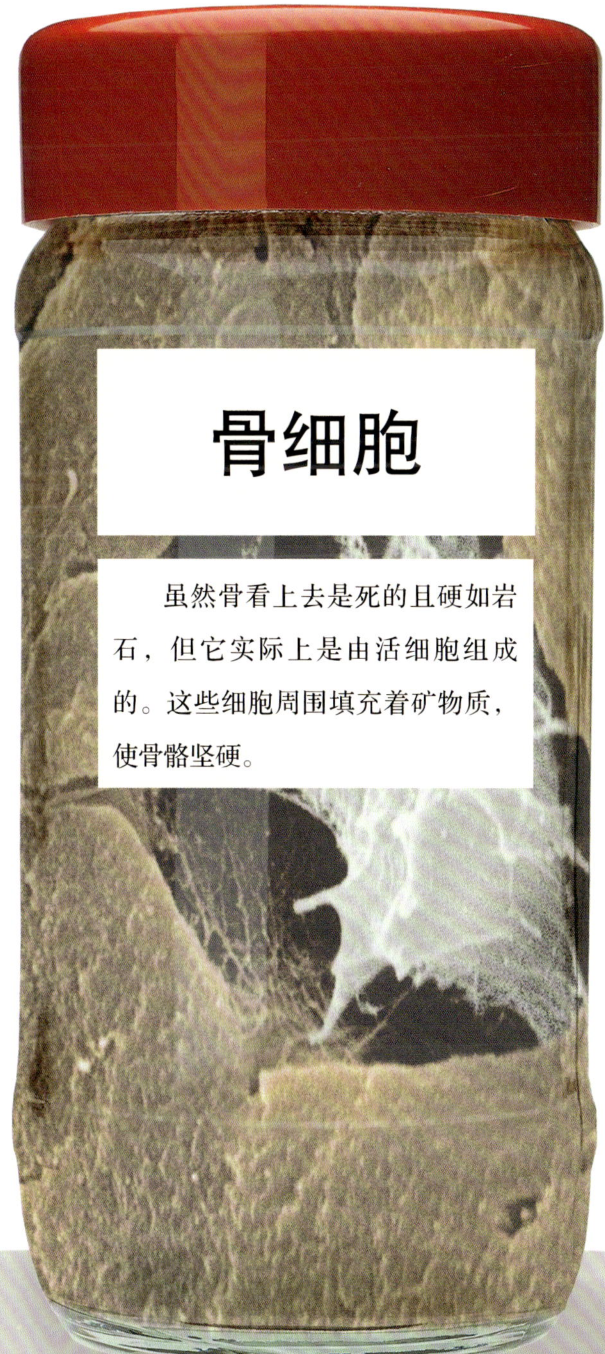

骨细胞

虽然骨看上去是死的且硬如岩石，但它实际上是由活细胞组成的。这些细胞周围填充着矿物质，使骨骼坚硬。

身体结构

用1×10^{20}个单个细胞制造一个身体可能永远都完成不了，但是如采用较大的建造单位就能加快速度。正常情况下相同类型的细胞组合在一起形成组织，

9瓶**血** 2平方米**皮肤** 500万根**毛发** 一桶**脂肪**

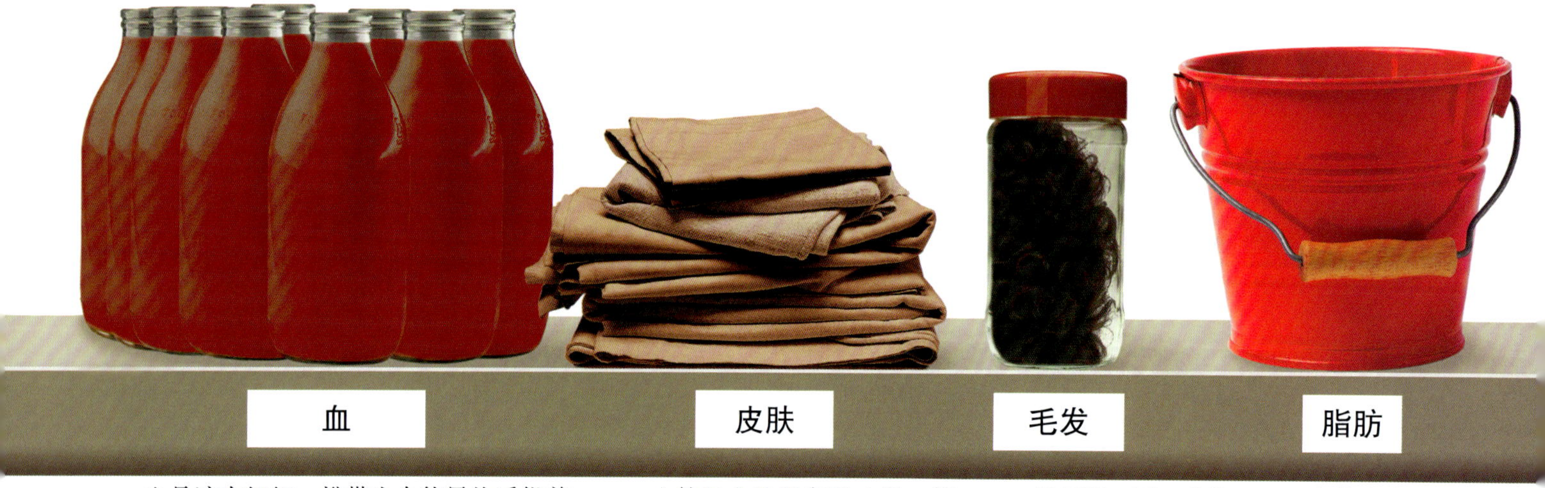

血是液态组织，携带生命能量物质供养全身，有几万亿个红细胞漂浮在由盐、糖和其他化学物质组成的水样混合物中。

人体最大的器官是皮肤，能保护内部器官免受损害，但其表面在不断地磨损。

除了眼、唇、手掌及脚心外，全身均被覆毛发。

身体将多余的能量以脂肪的形式储存于皮下和器官周围。

2个**肺** 2个**肾** 1个**膀胱** 1个**胃**

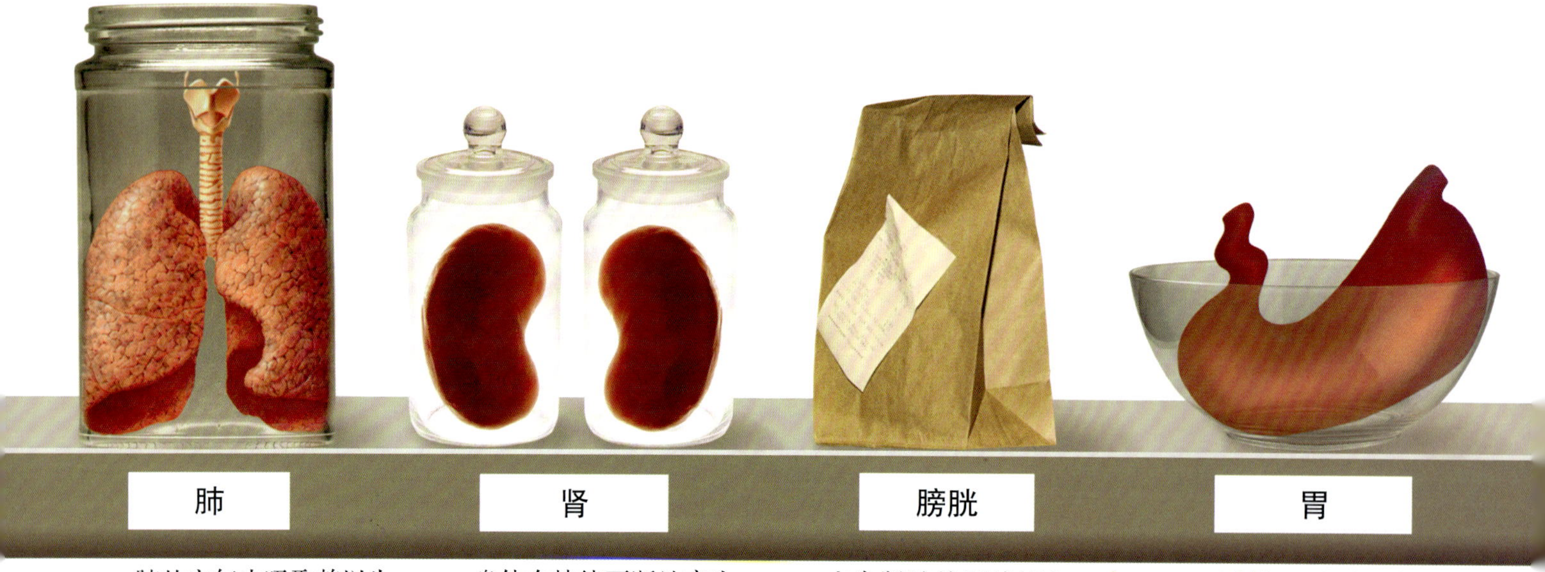

肺从空气中吸取赖以生存的氧并输送到血液中。

身体在持续不断地产生化学废物。肾脏可以滤出这些废物，随尿液排出。

来自肾脏的尿液流入一个可伸缩的袋子——膀胱。当其充满尿液时人体会产生排尿的冲动。

胃是J型空腔，能研磨食物，并用胃酸将其分解。

如脂肪、神经或肌肉。两个或多个组织组合在一起能形成身体的一部分，如心脏、胃或脑——我们称为器官，来行使特殊的功能。那么需要哪些组织和器官来制造身体呢？

206块**骨**　640块**肌肉**　100000千米**血管**　1个**心脏**

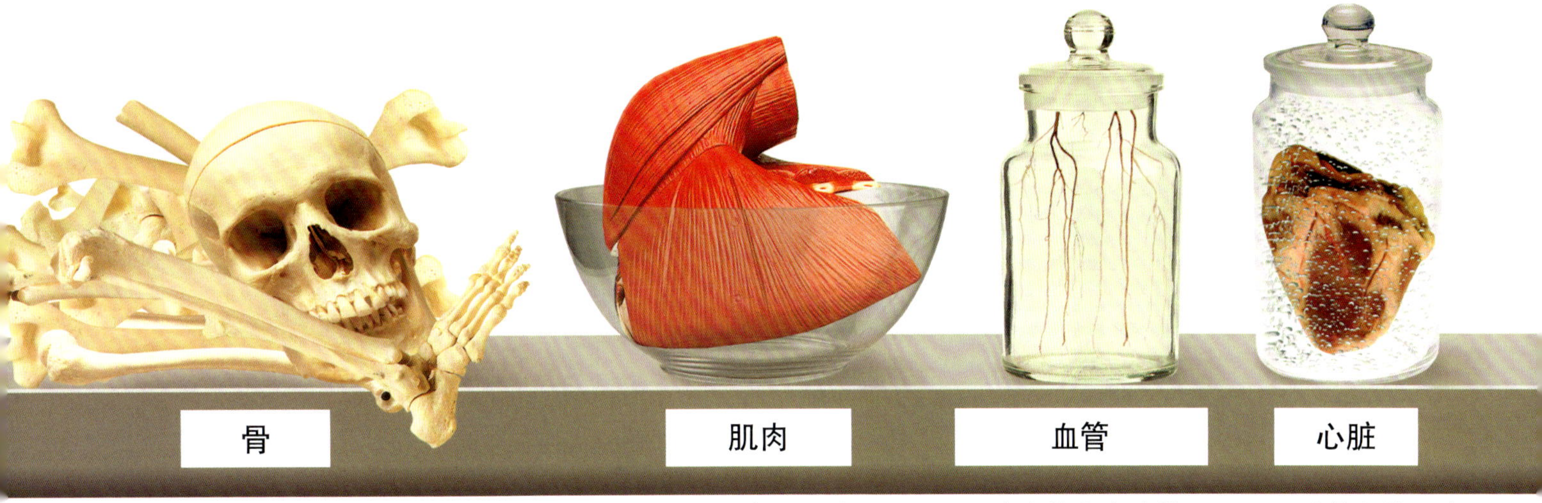

骨构成了骨架，维持身体各部的稳定；活动自如的关节使得身体能够运动。

肌肉牵拉骨，产生运动。肌肉还组成了心脏等内部器官的壁。

血液在其中流动的管道称为血管（分为动脉、静脉和毛细血管）。

心脏是驱使血液在全身流动的泵。

9米**肠**　1个**肝**　32颗**牙**　1个**脑**　1套感觉**器官**

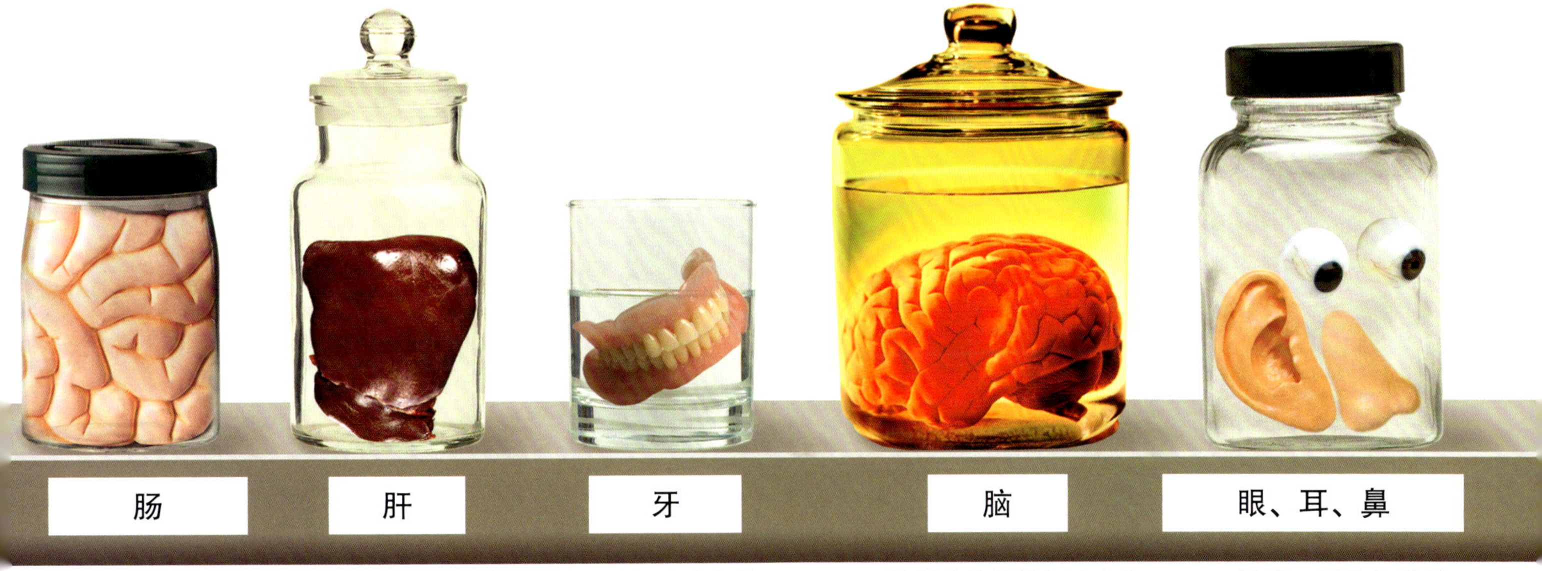

肠是盘在一起的管道，能将食物分解为血液能吸收的简单化学物质。

肝脏是一个化学工厂，能处理血液中的许多化学物质。

牙齿咀嚼食物，将其研磨成糊状，以便于吞咽。

脑是身体的控制中心和最聪明的部分，思考、记忆和感觉均发生于此。

眼睛、耳朵和鼻子是最重要的感觉器官。

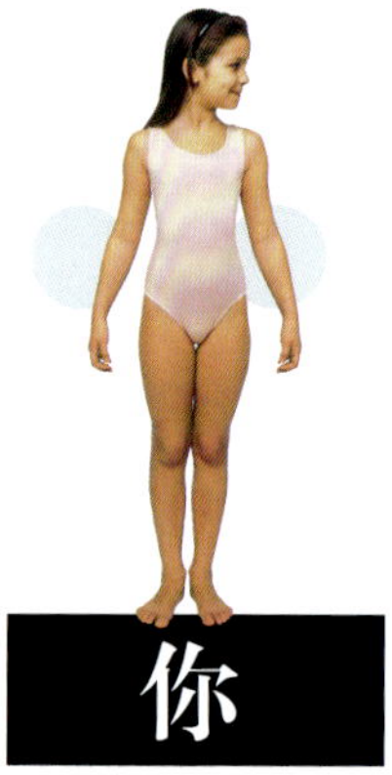

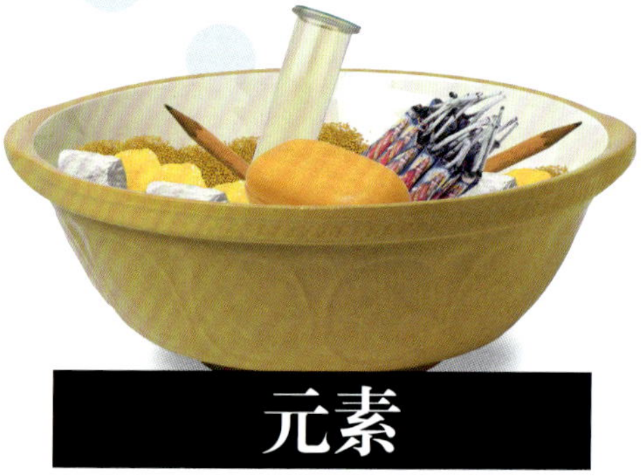

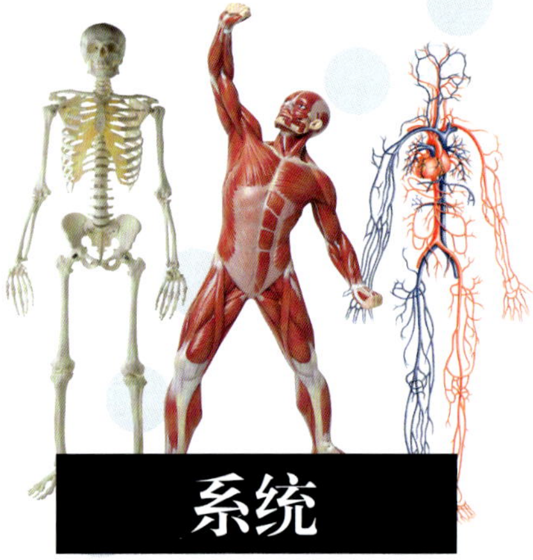

将所有东西组装起来

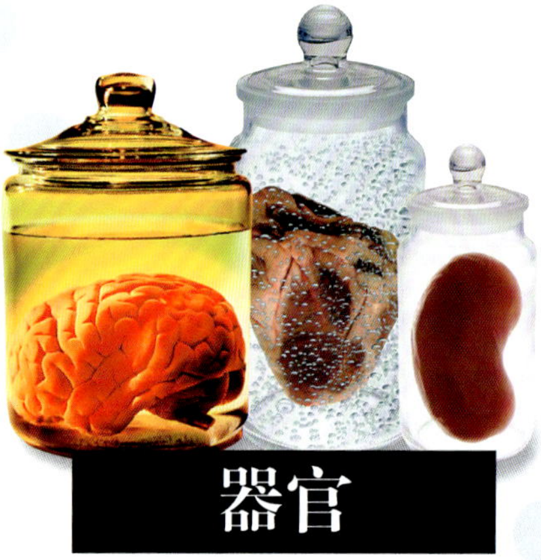

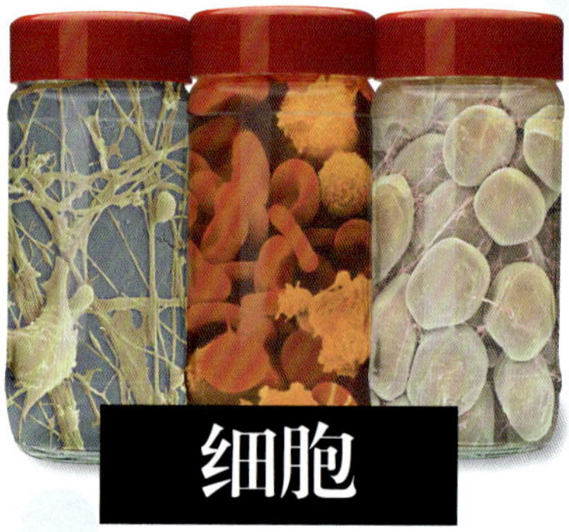

一旦获得了整套**身体元件**，就可以将它们组装起来。正如一些成分元素组成细胞，细胞组成器官，器官组合在一起成为**系统**，每个系统都有其特殊的功能。首先组装骨骼，为其他系统搭好架子。然后就可以逐步加入所有器官，将其结合在一起，再用一层皮肤整个包起来，并安上感觉器官。

骨骼

骨骼是人体的框架结构，使身体保持在一定的位置上。身体没有骨骼就会像一团胶冻瘫软在地板上。人体约25%的重量是骨，206块骨中的一半位于手和脚上。骨通过关节灵巧地连在一起，整个身体才能移动。

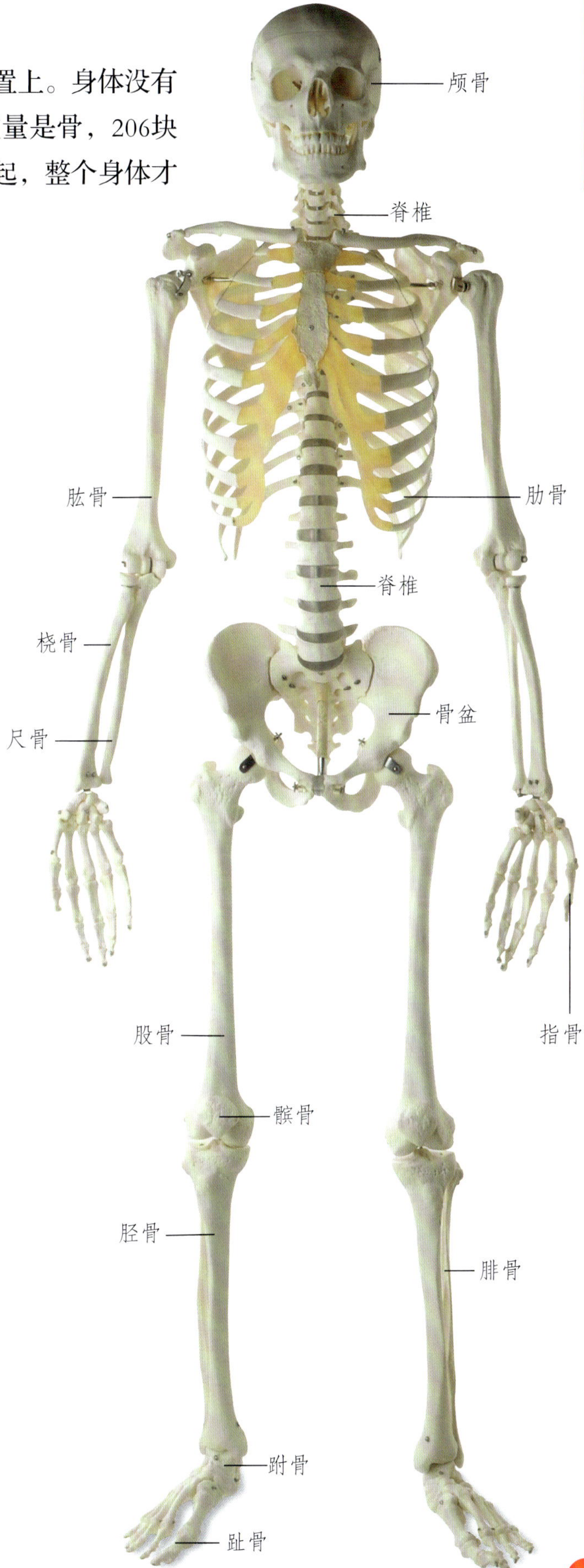

受伤时骨会出血并感觉疼痛

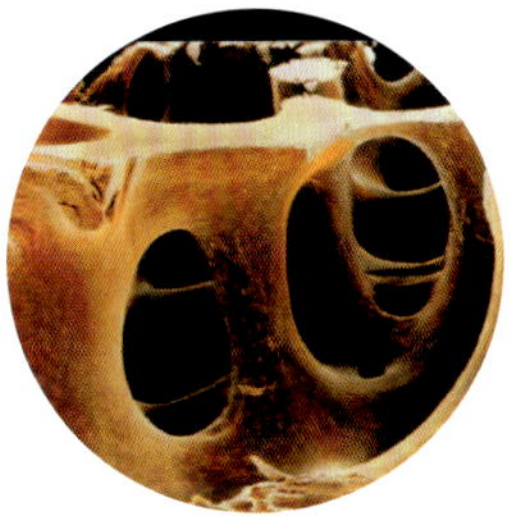

骨中有什么?

骨并不像看上去那样硬和重，其内部充满了**空腔**，使其变得轻便，也便于血管和神经穿行。

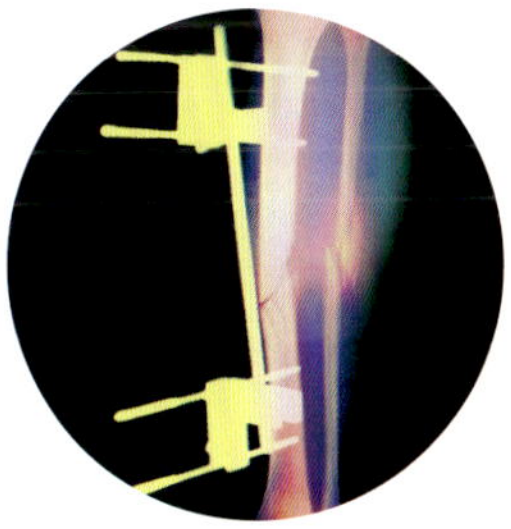

骨如何愈合?

骨是一个活的组织——与皮肤一样能生长和愈合。骨折时，能很快形成新骨，填满间隙。经常锻炼，骨能够更加致密和强健。

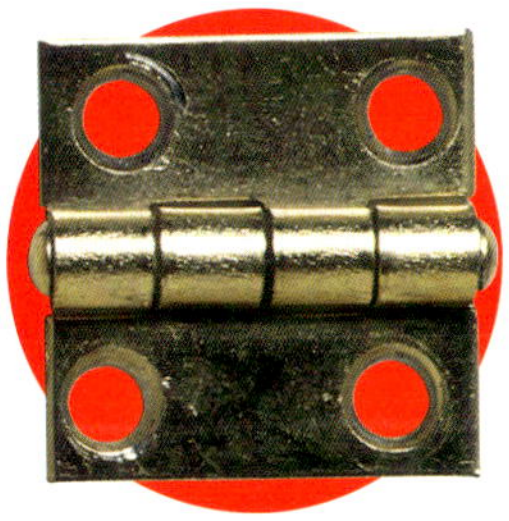

什么叫关节?

关节将骨锁在一起，也让它们能够适度移动。手指、肘和膝中的关节像**铰链**一样，限制其大多只往一个方向移动。

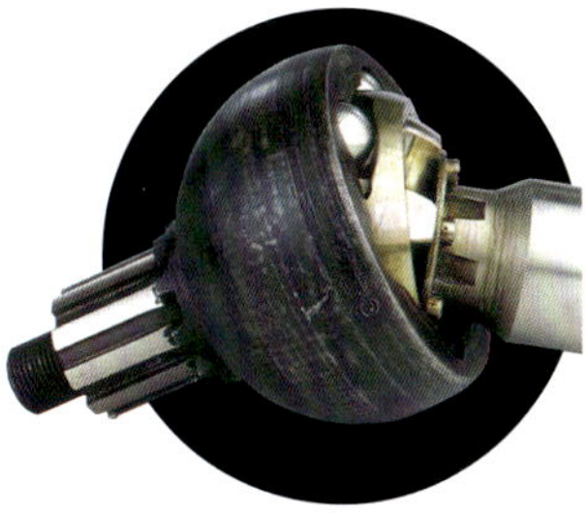

髋部如何运动?

髋和肩都是球囊关节。这一聪明的设计使腿和手臂能向各个方向摆动。所有活动关节周围有少量液体，使其更加灵活。

肌肉

使身体移动的是肌肉。肌肉绕在骨上，通过强健有弹性的带子即肌腱相连。肌肉收缩时牵拉骨，骨骼移动。人体约640块肌肉能自主控制，但还有数百块肌肉并不能随意运动。

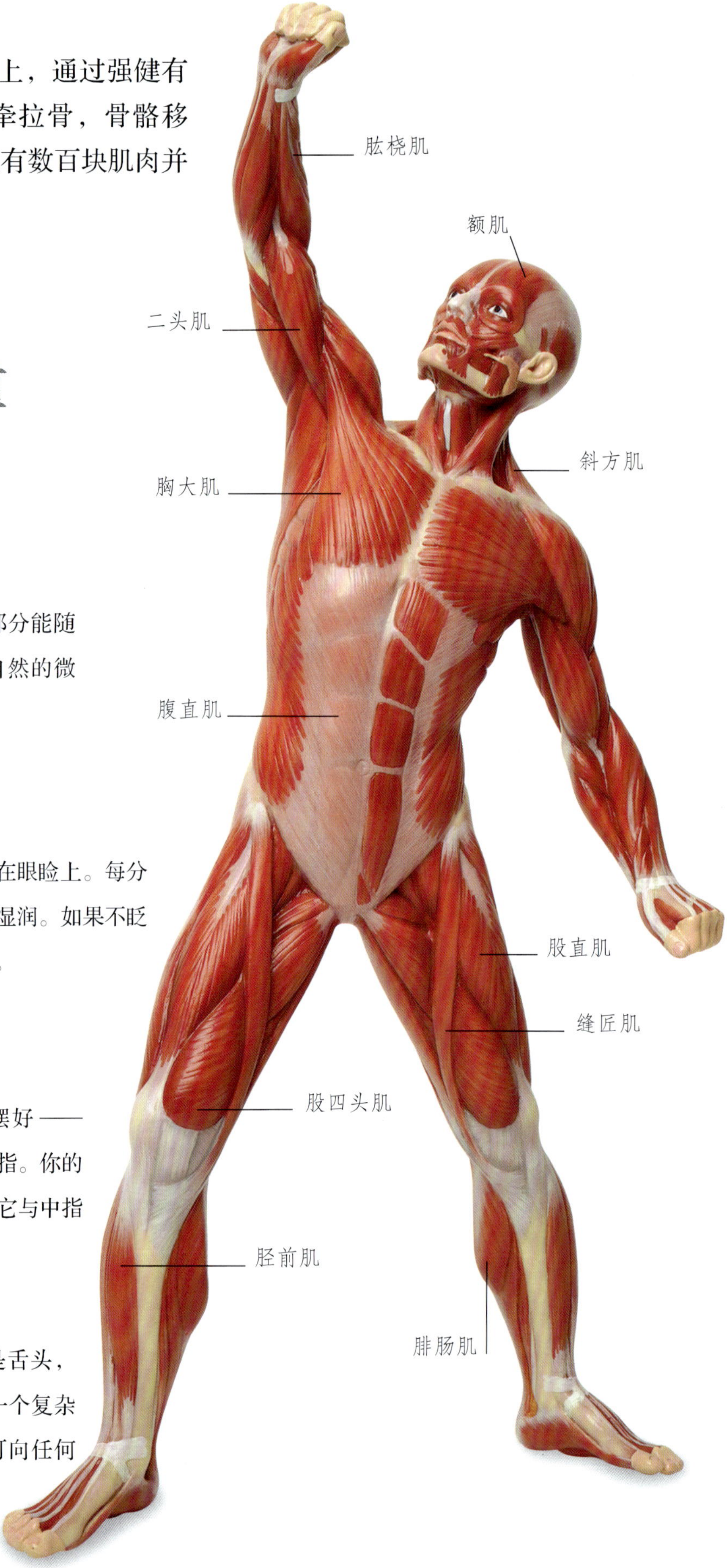

约40%的体重是肌肉

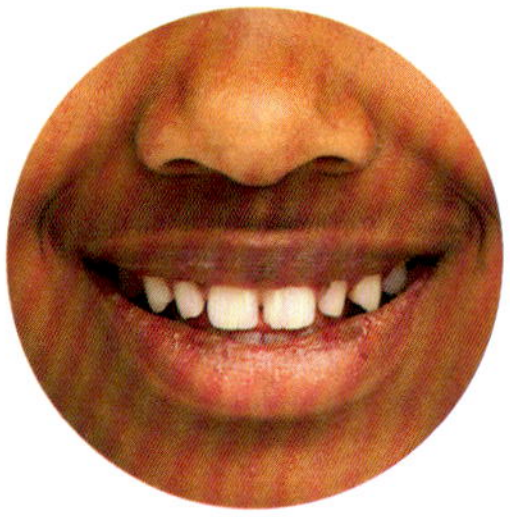

假笑

面部**60块肌肉**只有部分能随意运动。假笑与真诚、自然的微笑使用的是不同的肌肉。

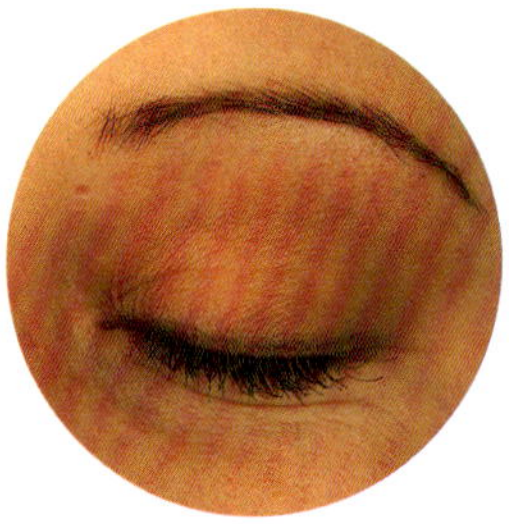

眨眼

运动速度最快的肌肉在眼睑上。每分钟眨眼约20次以保证眼睛湿润。如果不眨眼，眼睛会因干燥而**失明**。

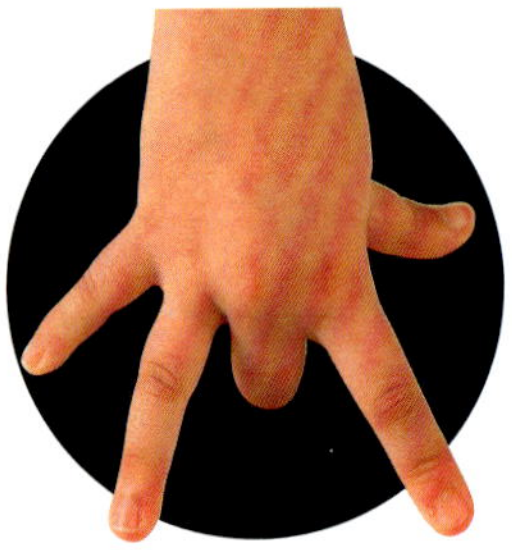

手指不能动

将手按图示的方式摆好——然后一个接一个地抬起手指。你的无名指可能不能动，因为它与中指连在同一根肌腱上。

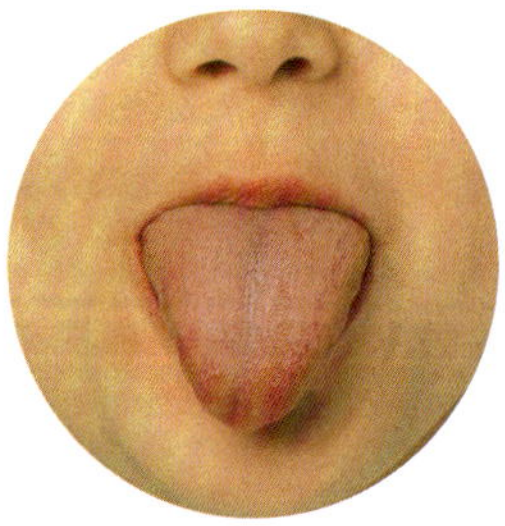

饶舌

身体最灵活的部分是舌头，由至少**14块肌肉**缠绕成一个复杂的肌束，能够扭动，并可向任何方向转动。

循环系统

血液是身体的运输系统。血液由心脏泵出，在全身的血管中流动，输送细胞所需的氧、养分和其他物质。同时血液还携带与病菌战斗的细胞，并且可以带走代谢废物，并散热。流失约1/3的血液仍可存活，但如果流失一半则必死无疑。

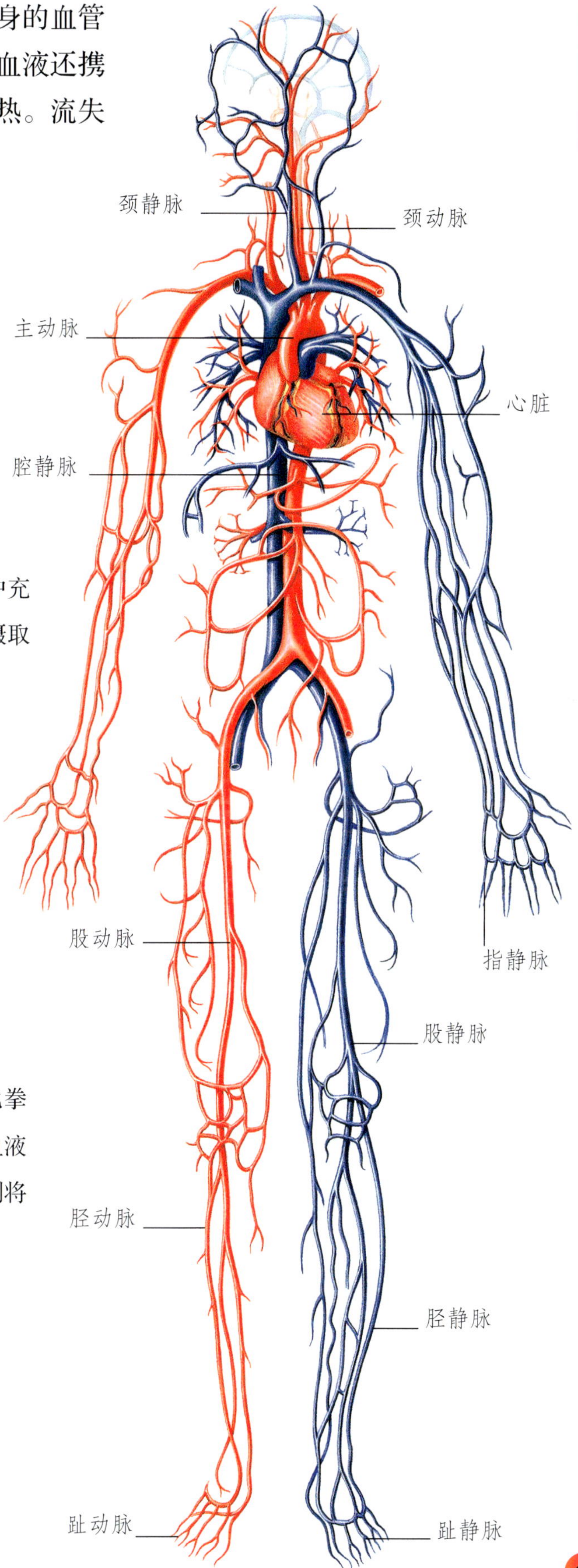

心脏每天跳动约10万次

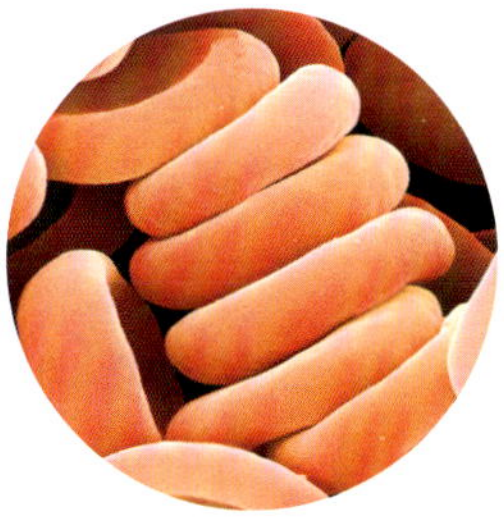

红细胞

一滴血约含500万个红细胞，红细胞中充满含铁的物质——**血红蛋白**，它在肺内摄取氧，然后运输到全身各处释放。

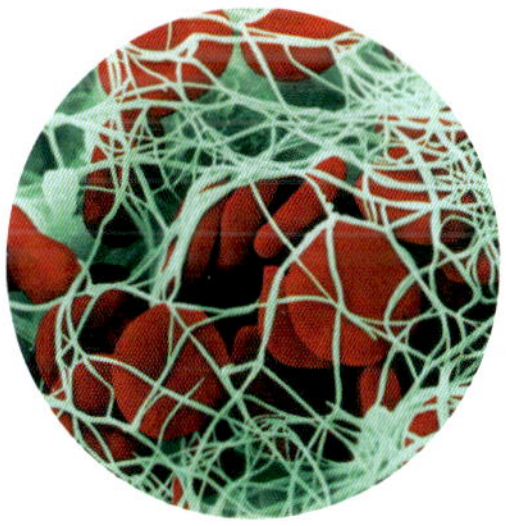

血凝块

当你受伤时，血液中的化学物质与空气反应形成一团黏性纤维，网住血细胞，就像渔网网住鱼儿一样。血凝块干后成为血痂。

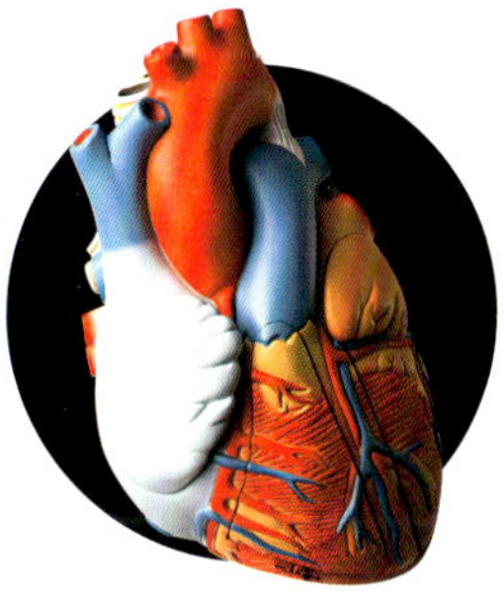

心脏

心脏是拳头大小的空心肌肉球，但比拳头更加有力。心脏跳动一次约泵出一杯血液在全身循环。**动脉**将血带离心脏，**静脉**则将血带回心脏。

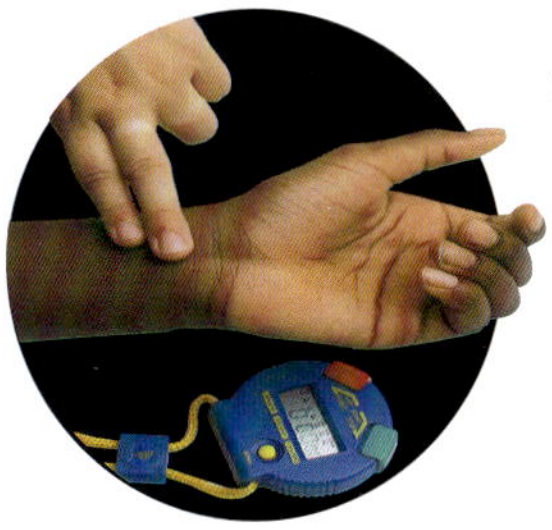

检查脉搏

脉搏反映的是每次心脏搏动时血液中压力的变化。正常情况下每分钟心跳约70次，但兴奋时可增加到200次。

神经系统

这个系统使身体以**光速**般的速度对外部世界迅速产生反应。它工作起来就像电线和电缆，但其携带的是信息而不是能量。神经系统的控制中心——大脑从感觉器官获取信息，处理后发出新的信号来指导身体如何反应。

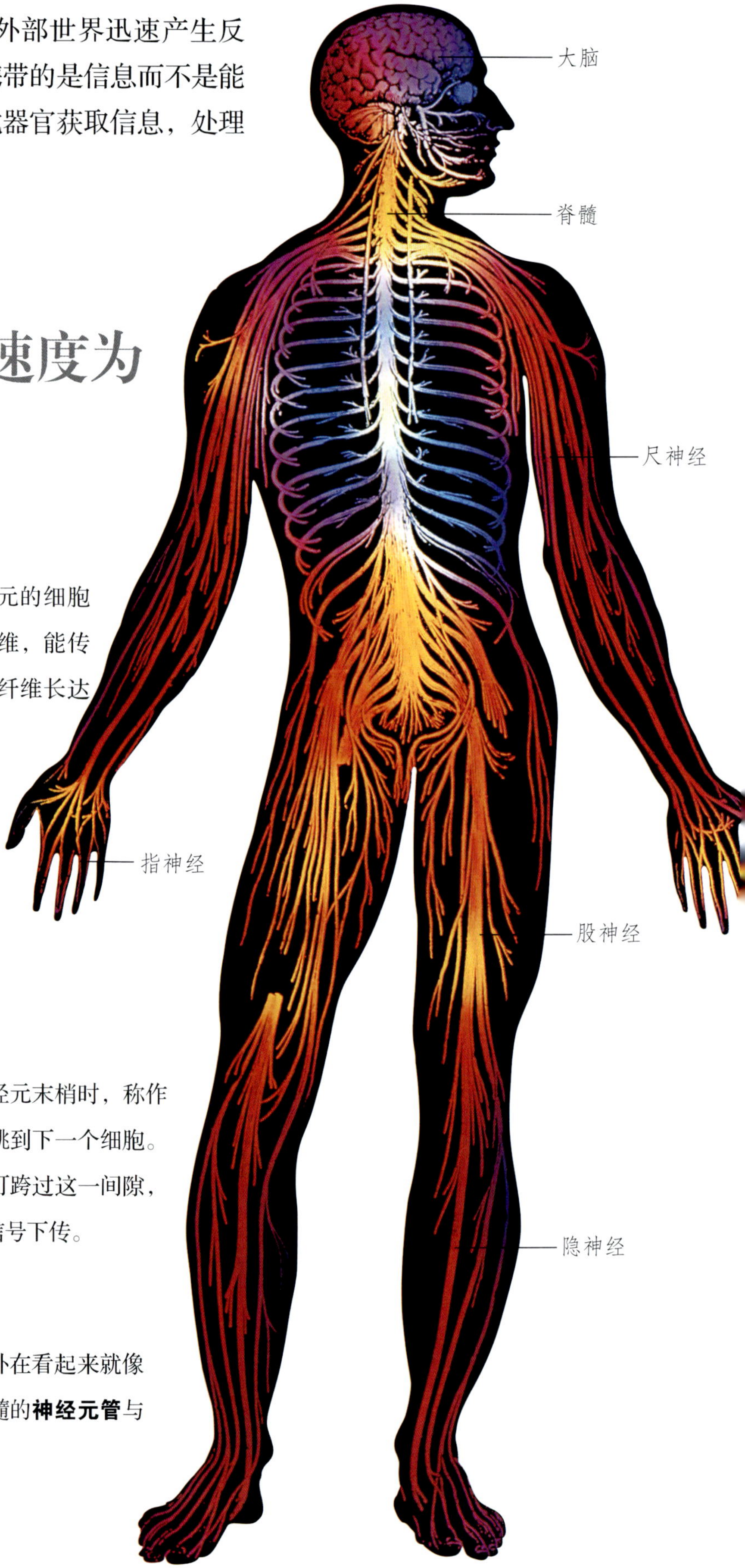

信号沿神经上行的速度为400千米/时

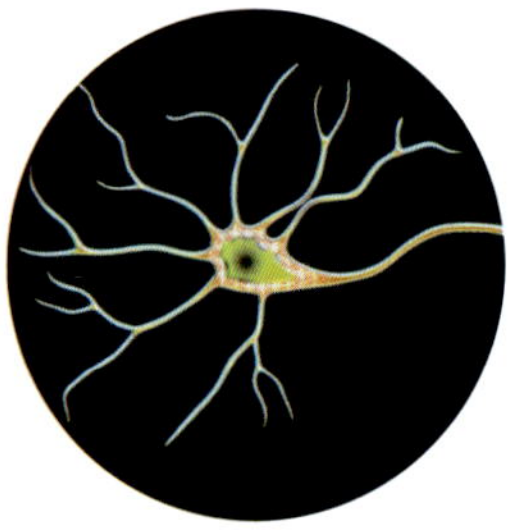

什么是神经元？

神经系统由称作神经元的细胞构成。神经元含有梭形纤维，能传输电信号。有些神经元的纤维长达1米以上。

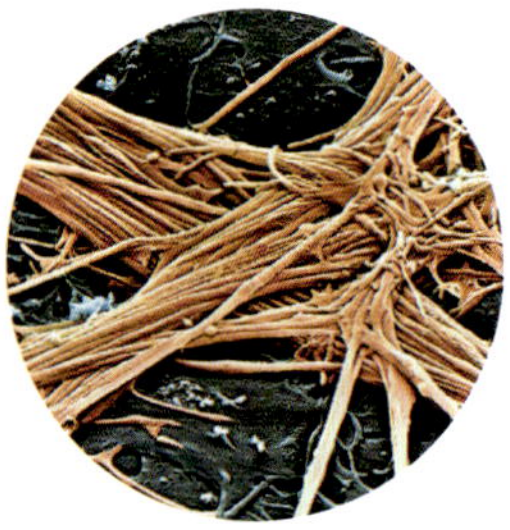

神经

神经是身体的主要电缆，含有成百上千的神经元。神经元的纤维能延伸到身体的每一个角落。

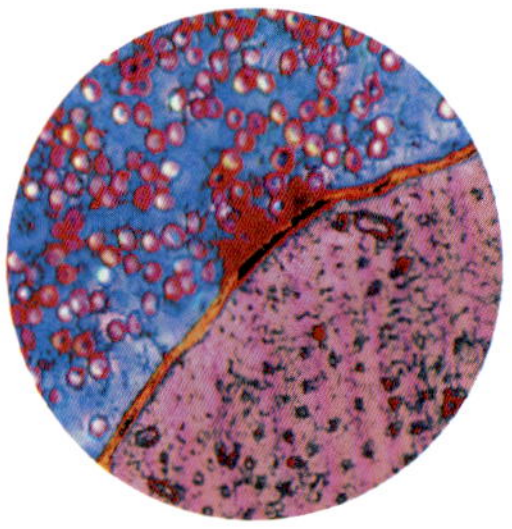

间隙的连接

当电信号到达一个神经元末梢时，称作**突触**的细小间隙阻止信号跳到下一个细胞。称作神经递质的化学物质可跨过这一间隙，触发下一个细胞，从而将信号下传。

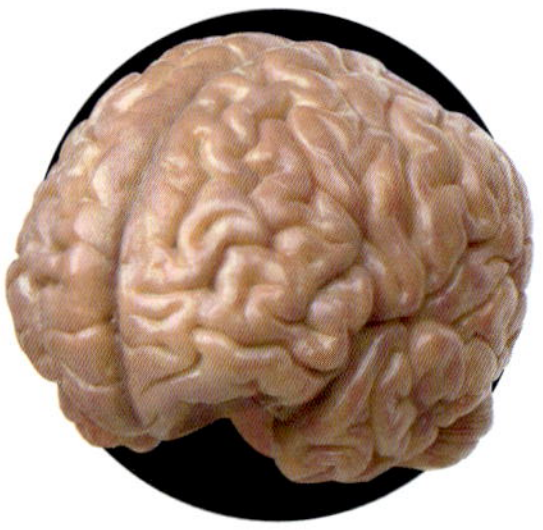

控制中心

大脑约为椰子大小，外在看起来就像核桃。大脑通过被称为脊髓的**神经元管**与神经系统的其他部分相连。

消化系统

你吃的所有东西都要经过消化系统——一根贯穿身体的、长长的、弯弯曲曲的管道，占据了腹腔大部分空间。消化器官能生产强大的化学物质即**酶**，将食物中的大分子物质降解为细小的小分子物质，以利于身体**吸收**。

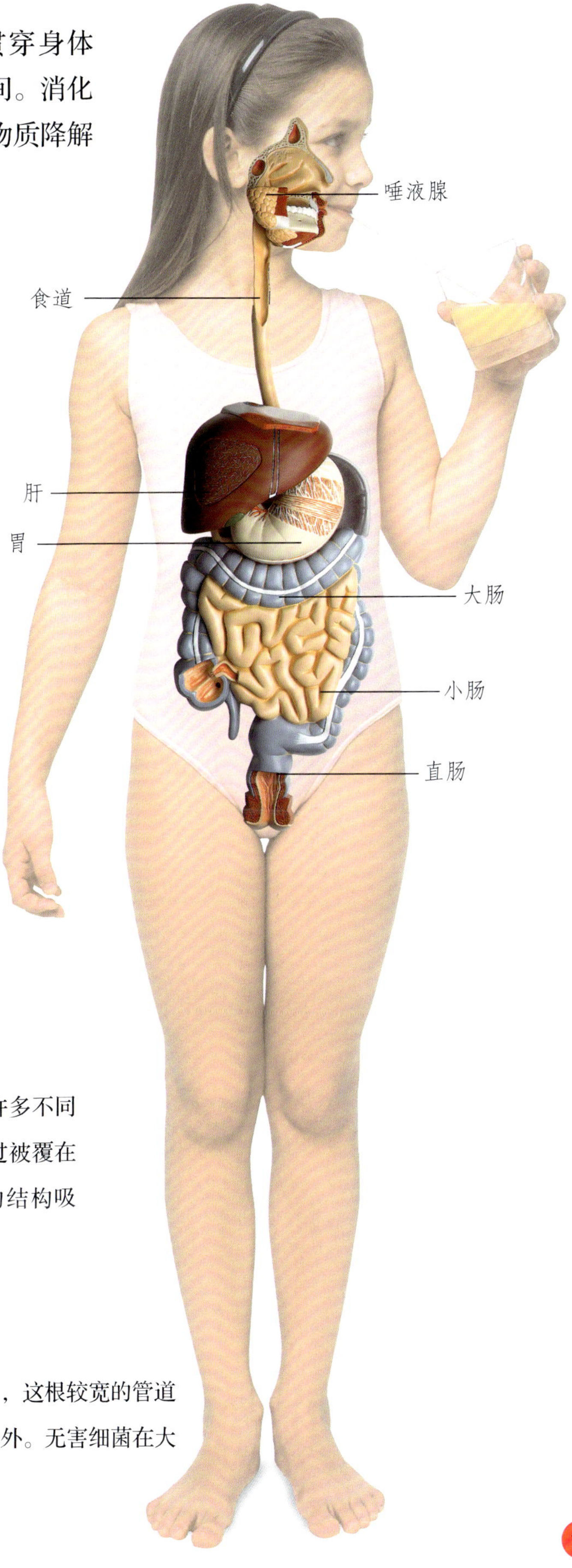

一顿饭通过身体需要 18～30个小时

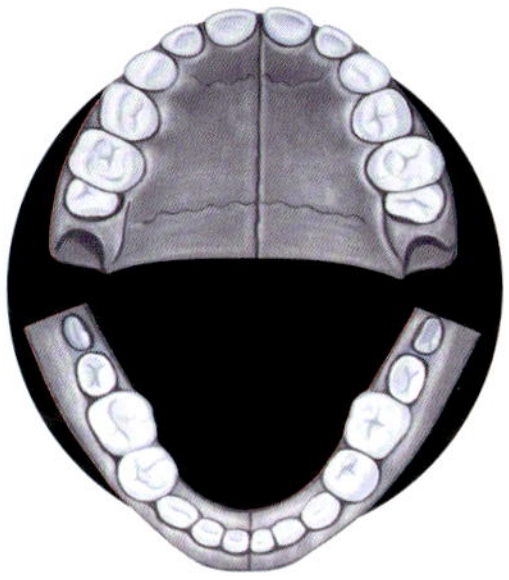

牙齿

牙齿是身体最坚硬的部分。牙齿撕碎食物使之与**唾液**（含有消化酶的液体）混合。大多数人到21岁时有32颗牙。

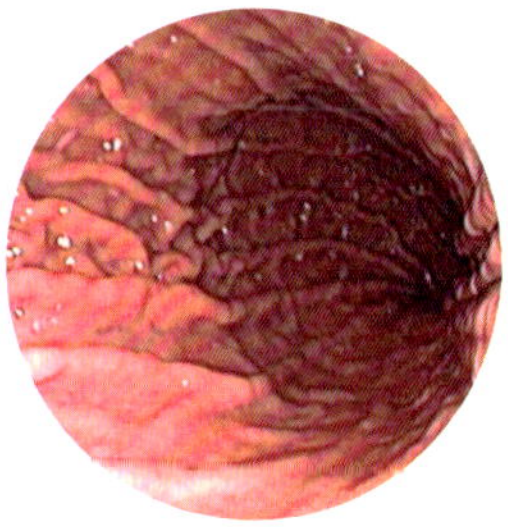

胃

能伸展以便储存食物，将食物与胃酸和酶搅拌直至形成浓稠的糊状物。食物大约在胃内停留4个小时。

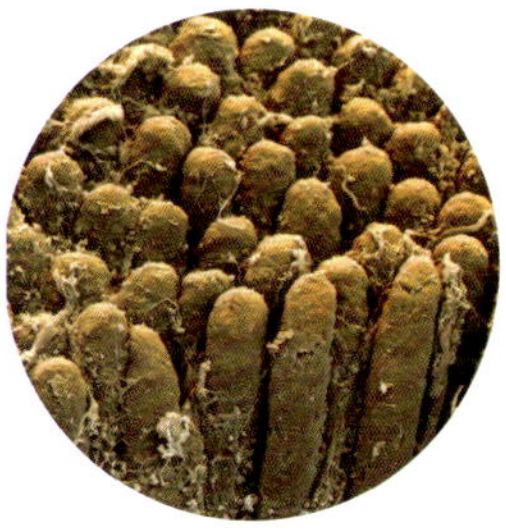

小肠

是一根长而弯曲的管道，能产生许多不同的酶来消化食物。消化完毕的食物通过被覆在管道内壁的细手指样称作小肠绒毛的结构吸收。食物大约在小肠内停留6个小时。

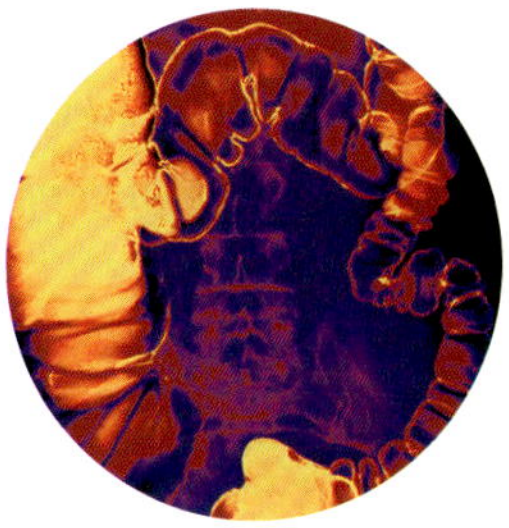

剩余废物怎么办？

未消化的食物残渣最后集中到大肠，这根较宽的管道吸收剩余物中的水分，并将废物排出体外。无害细菌在大肠中大量繁殖，帮助维生素的吸收。

呼吸系统

身体内所有的细胞均需要一种维持生命的气体即氧。呼吸系统摄取**氧**并运送到血液中。这个系统中的主要器官是**肺**，人体的肺就像一块巨大的海绵，所不同的是其吸入的是空气而不是水。

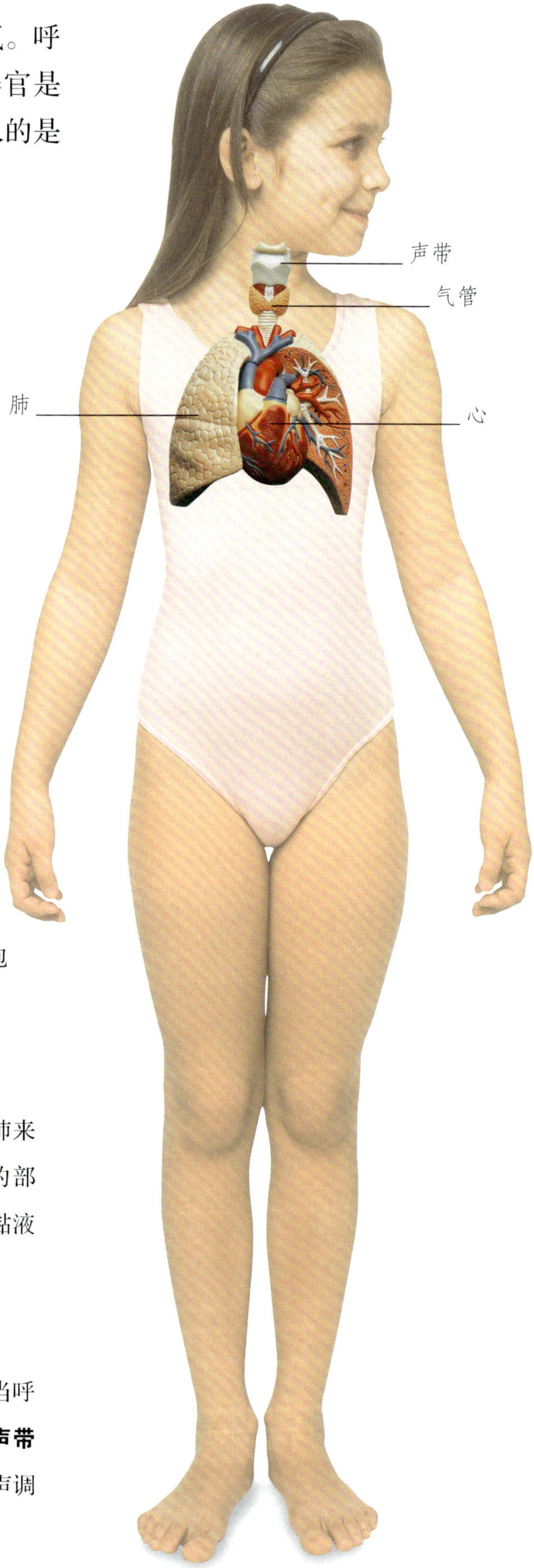

每天呼吸的次数为23000次

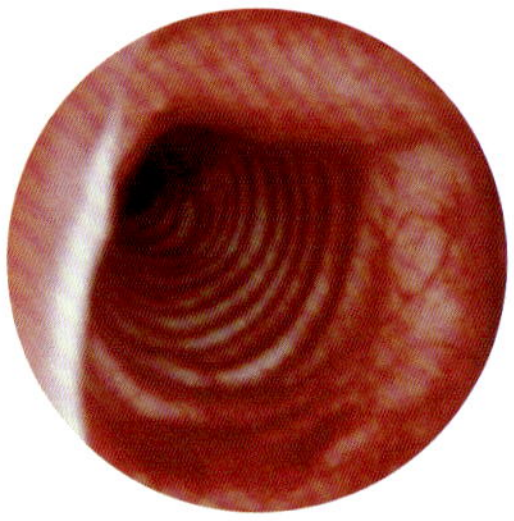

入和出

空气经过颈部的管腔即**气管**到达肺。气管在肺中分成越来越小的分支，形成全肺中迷宫样的气道。

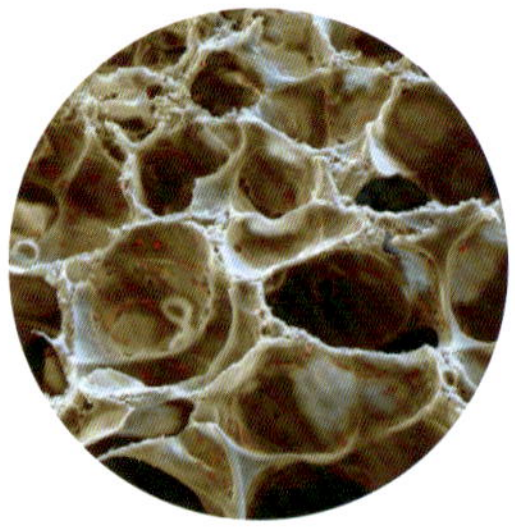

气囊

气道止于细小的囊袋即**肺泡**。血液流经此处，摄取氧，释放废气即二氧化碳。肺共有约6亿个肺泡——如果将所有肺泡抚平，可覆盖一个网球场。

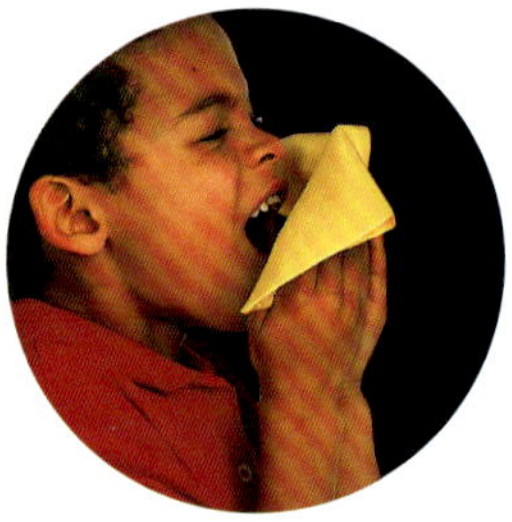

保洁

空气中含有的灰尘和病原微生物需要肺来清除。咳嗽和打喷嚏能清除对人体有害的部分。气道还能分泌一层**黏液**来吸附灰尘。黏液到达后咽部可清除。

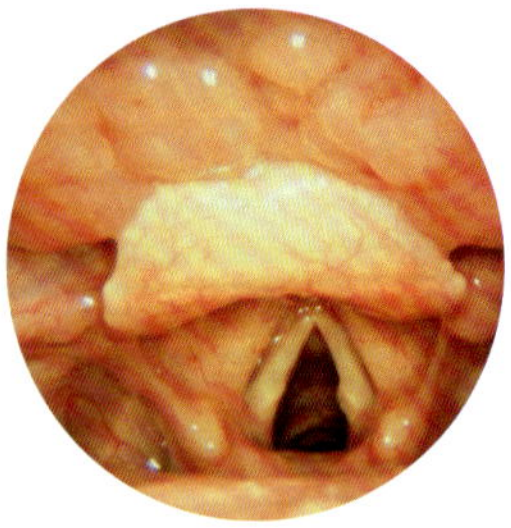

制造噪声

声音来自气管上方称为声带的结构。当呼出气体时，空气通过两片声带的中间，当**声带**靠近时产生振动，发出声音。声带越紧，声调越高。

皮肤和毛发

人体约2平方米的皮肤保护着躯体免受灰尘、微生物、寒冷和损伤的侵害。这层坚韧、防水的组织也是身体最大的感觉器官——充满了感受触觉、痛觉和热觉的神经。皮肤的最外层在不断地磨损，约每月进行一次**自我更新**。

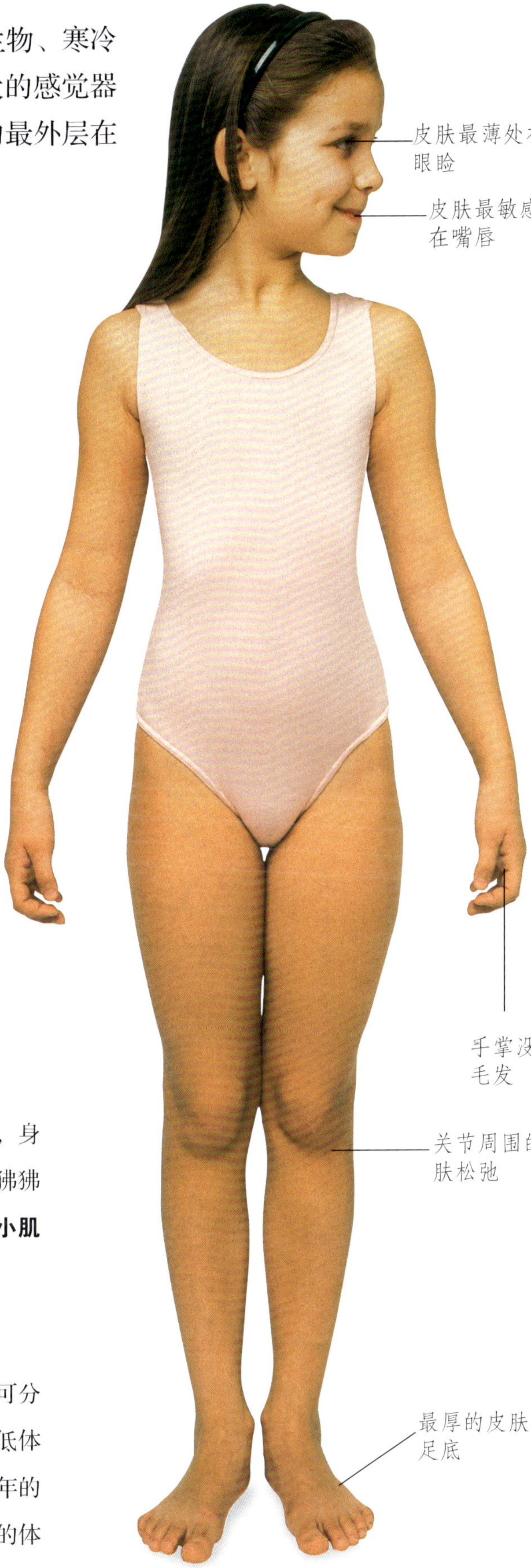

身体的整个表面是已死去的表皮细胞

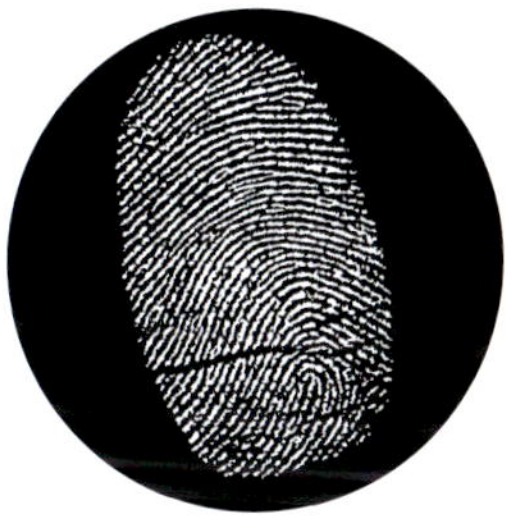

抓住

手指头皮肤上的旋涡样纹即指纹，它有助于我们抓住东西。沿着指纹有许多细小的分泌汗液和皮脂的小孔，可增强抓握功能。每个人的指纹都是独特的，这也正是警察破案时的重要证据。

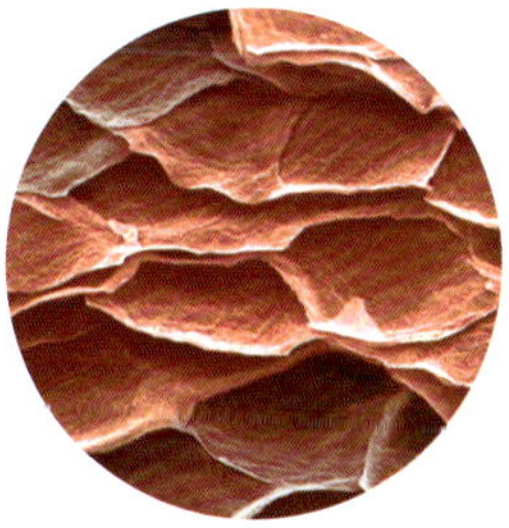

皮肤的脱落

皮肤表面由坚韧、干燥的薄片组织形成，这些组织在不断地磨损——每天脱落**100亿**片。家中大多数灰尘是脱落的皮屑。

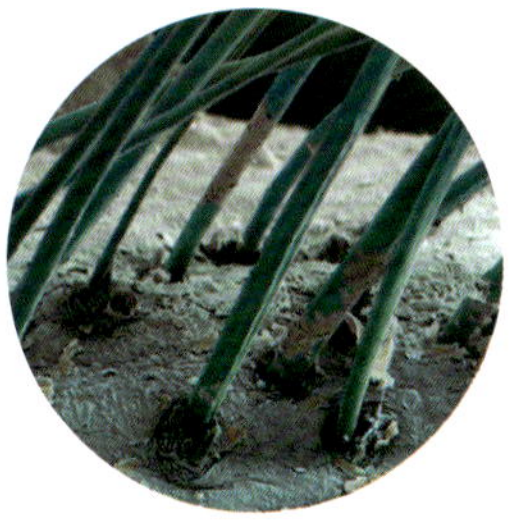

今天的毛发

头顶上浓密的头发能保持头部温暖，身体其他部分则被毫毛覆盖着（人拥有和狒狒一样多的毛发）。每根毛发均由一块**细小肌肉**控制，寒冷时能使毛发竖立起来。

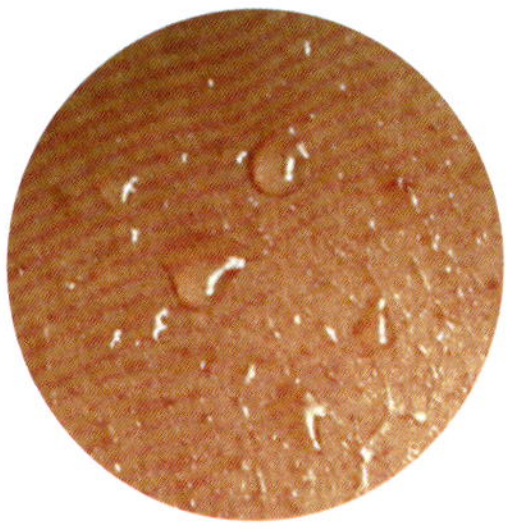

汗和体味

人体每天至少出0.25升的汗。皮肤可分泌两种汗液：小汗腺分泌的汗液能降低体温；大汗腺分泌的汗液产生**体味**。青少年的大汗腺分泌非常活跃哦，为了保持清新的体味，人们要经常洗澡。

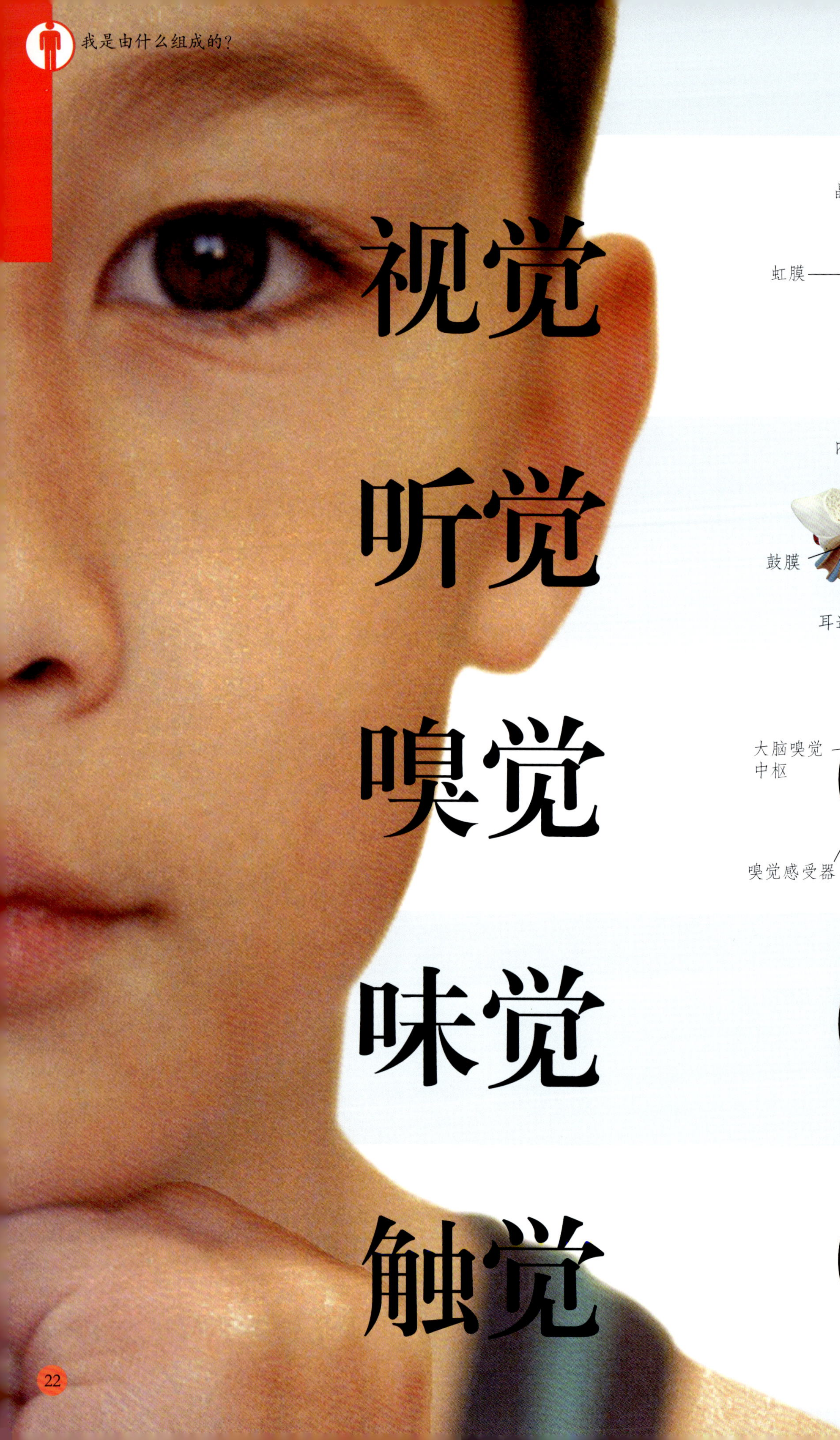

视觉

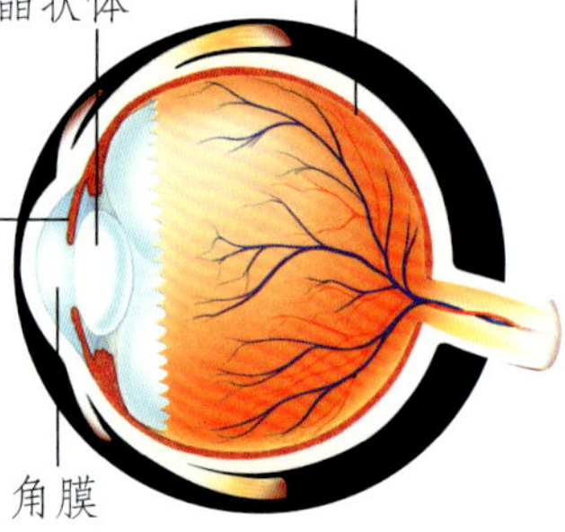

听觉

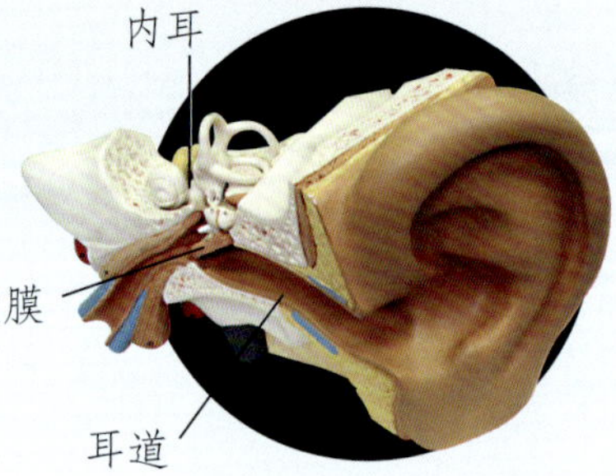

嗅觉

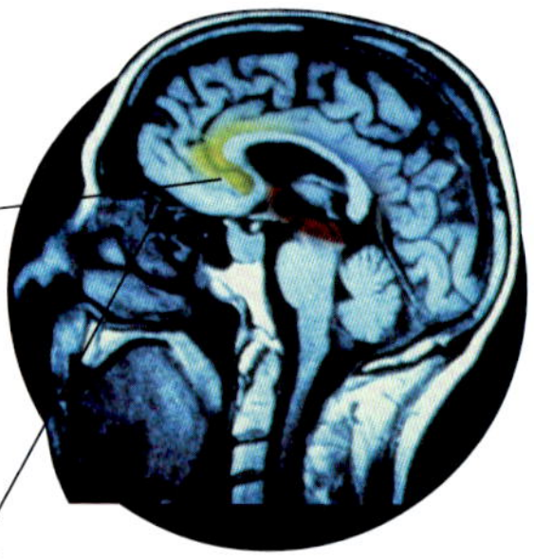

味觉

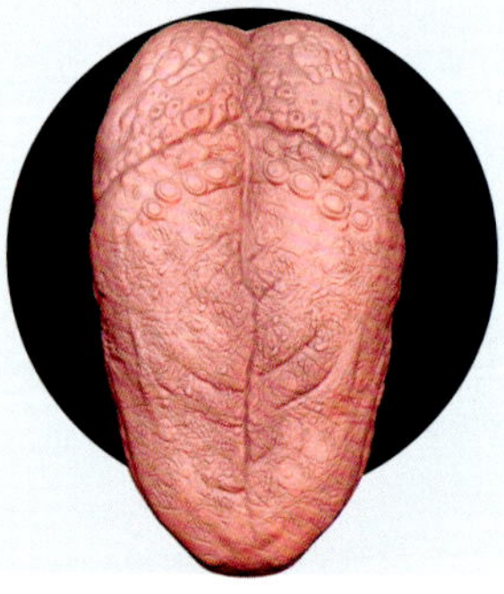

触觉

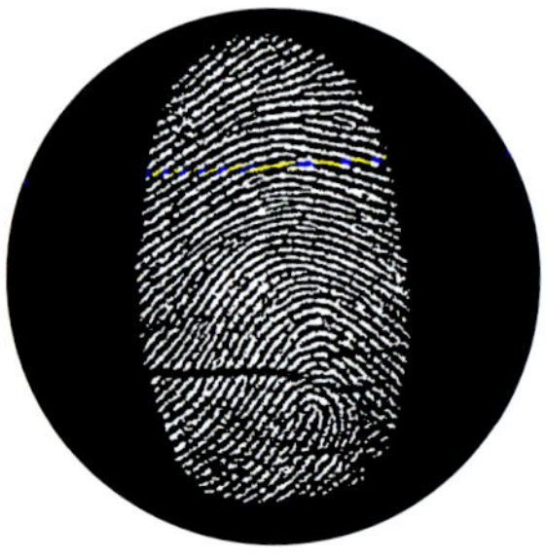

五官

视觉是人最重要的感觉。人比大多数动物能识别更多的颜色，具有更清晰的视野，但在黑暗中人的视觉很差。人的每只眼睛是一个直径约2.5厘米的由透明**胶样**物质组成的球，能像照相机那样工作。光线通过称为瞳孔的小洞，经晶状体聚焦在**视网膜**（眼球后部一层光敏感的细胞）上。这些细胞能够探测出光的颜色、亮度，将信号传给大脑，形成影像。

听觉是感觉声音（空气中看不见的**振动**）的能力。像隧道一样奇形怪状的外耳道聚集声音并分辨声音来自何处。声音通过一根细管到达中耳，中耳内一个微小的鼓膜和一套小杠杆能将空气中的振动传递到内耳的液体中，然后内耳的神经细胞将信号传给大脑。

嗅觉是对飘浮在空气中的气味分子的感觉能力。这种感觉的重要性超出了你的想象。人体验食物的香味实际上更多地依赖嗅觉而不是味觉。人平均能识别4000种不同的气味，而训练有素的人甚至能分辨10000种不同的气味。气味分子由鼻甲上部的神经元分辨。当一种气味分子与相应的神经元结合时就发出特殊的信号。

味觉是分辨口腔中简单化学物质味道的能力。当人咀嚼食物时，这些化学物质溶解在唾液中，触发舌上的味蕾。最容易被识别的味道包括甜、咸、苦、酸和鲜（使食物变得更加可口的味道），识别这几种味道的味蕾主要位于舌头的各个部位，但也会在口腔顶部的后侧和脸颊内侧发现。

触觉感受器遍布全身。不同的感受器感觉不同的触觉，如轻压、重压、毛发移动和振动。触觉总与移动有关——实际上我们通过主动用手指、唇和舌去**探测**物体。我们能够仅仅通过触觉而不用看就可分辨出口袋中不同面值的硬币。

人有第六感吗?

人体远不止5种感觉。以下是一些通过特殊感官才能够识别的感觉：

重力

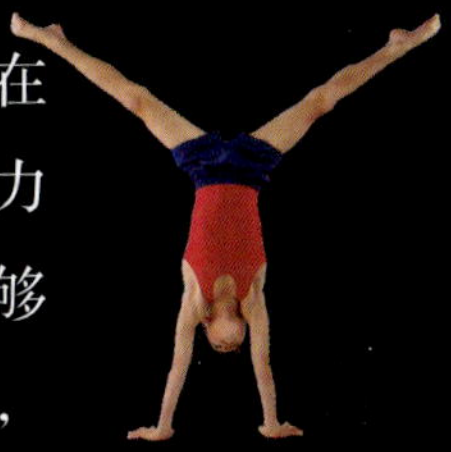

在内耳的深处存在一个称为耳石的小的重力感觉器。这些感觉器能够告诉大脑上、下的方向，帮助人体保持平衡。

运动

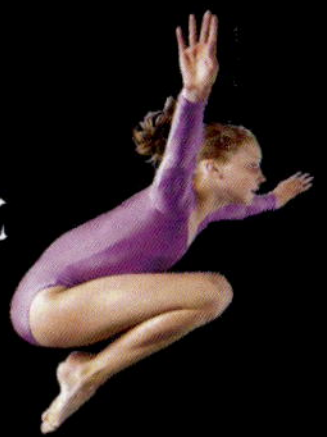

内耳还含有运动感觉器，能感觉不同方向的运动。当你不停地旋转，其不再正常工作，你就会感觉头晕。

热

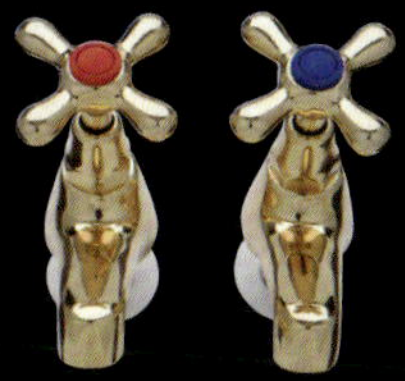

皮肤布满热感觉器，能感觉温暖和寒冷，甚至能感受一定距离外的温度。唇和舌是身体对热最敏感的部位。即使不接触也能分辨饮料是否太烫。

疼痛

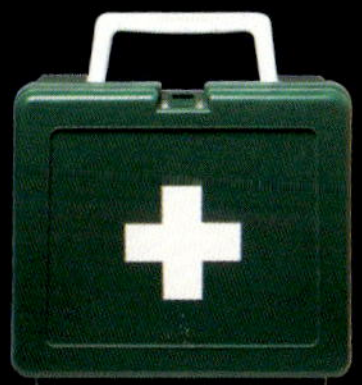

疼痛是一种特殊的感觉，由对身体的伤害刺激触发。疼痛有一个目的是让你远离伤害区域。刺痒是触觉和痛觉的混合感觉。

肌肉

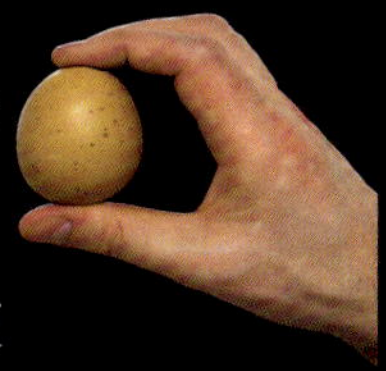

肌肉含有牵张感受器，能告诉大脑身体的每个部分正在干什么。这使得你对全身状态有所意识。没有这个功能，人就会站不稳，也不能移动和提起物体。

你对以下东西过敏吗？

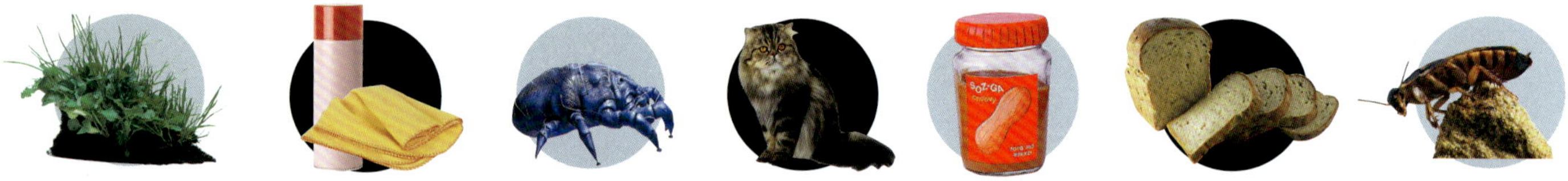

草木花粉　室内灰尘　尘螨粪便　猫的毛发　花生　小麦蛋白　蟑螂粪便

免疫系统

每次当你打喷嚏、咳嗽、呕吐、被抓、被咬、割伤、肿胀、长皮疹、起青春痘、受凉、胃部不适、流涕、腹泻或发热时，你的**免疫系统**就要开始发挥作用了。

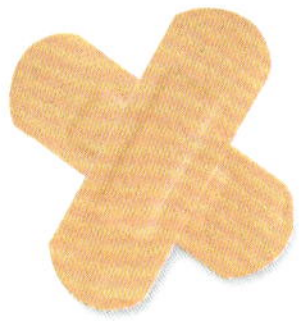

免疫系统永不停歇地搜寻病原体，尽一切可能去隔离和破坏病原体，或使之排出体外。疼痛也是免疫反应的一部分——它告诉你应该**离开疼痛源**。

常见问题解答

为何要咳嗽和打喷嚏？

当病原微生物通过鼻和口腔进入体内，身体就会试图去除它们。咳嗽和打喷嚏可以将病原微生物排出肺和气道。呕吐和腹泻能去除已进入胃和肠道内的病原微生物。

为何伤口会肿胀？

当病原微生物到达皮肤下面时，白细胞很快就能发现它们，然后释放化学物质——组织胺，使得血液快速流到该区域。充满血液的区域就发炎了——红、肿、热并且对疼痛异常地敏感。发炎的皮肤并不表明受到损害，这只是说明免疫系统正在工作。

抗体是做什么用的？

抗体是识别和黏附病原微生物的分子。成百万个不同形状的抗体漂浮在体液中。当抗体遇到一个表面分子形状与其相匹配的病原体时，抗体就锁定该病原并告知白细胞向其发起**攻击**。

免疫系统是

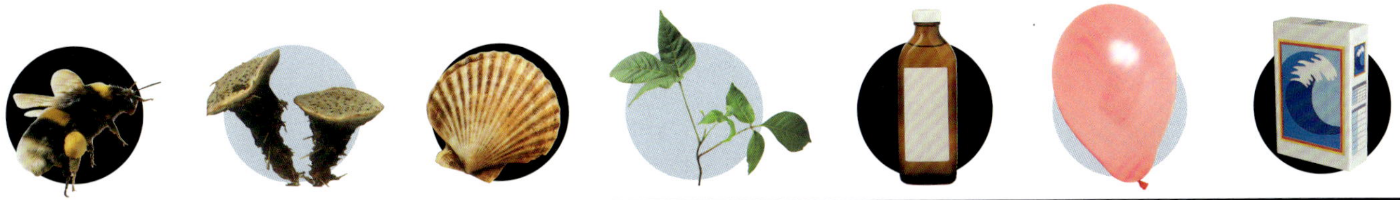

虫咬　霉菌孢子　贝类　毒常青藤　青霉素　硅胶　洗衣粉

人为何过敏?

免疫系统必须处理成千上万不同的入侵者，从病毒到寄生虫。这项工作的任务很艰巨，有时难免会**出错**。有时会攻击无害的物质（过敏原），就像攻击病原体一样，这就是引起**过敏**和**哮喘**的原因。如果人成长在非常清洁的环境中，更可能发生过敏，因为免疫系统没有更多攻击真正病原体的机会。

过敏的症状取决于过敏原接触身体的部位。

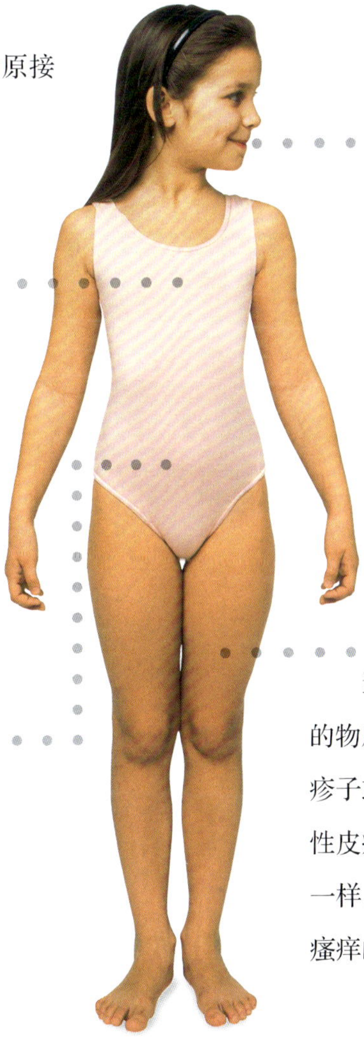

口

食物过敏可引起口腔刺痛、嘴唇和舌肿胀。

气道

如果吸入诸如灰尘和花粉这样的过敏原，就会引起打喷嚏、咳嗽和呼吸困难。

皮肤

当接触到引起过敏的物质时，皮肤就会起疹子或水疱。有时过敏性皮疹就像被荨麻刺后一样，可在皮肤上形成瘙痒的团块。

消化系统

当吞入过敏原时，消化系统的反应就像有病原进入一样，会试图排出食物。这将引起胃痉挛、呕吐或腹泻。

常见问题解答

人体为何不会自我破坏?

因为自身的细胞有一种分子命名标签，所以免疫系统不会攻击它。该标签由一组叫作主要组织相容性复合体（MHC）的蛋白质组成，每个人的标签都是**独一无二**的。

性别与免疫系统有什么关系?

病原微生物繁殖迅速，不断变化。一些新的变种通过模仿MHC蛋白而没有被人的免疫系统发现。人类进行有性生殖的原因之一就是要比病原微生物更聪明。有性生殖使每个人的MHC蛋白不同，细胞结合位点的不断改变，使病原微生物无法遁形，从而保护自己。

你能嗅到真爱吗?

一些科学家认为我们能凭直觉选择一个能够使孩子具有不同MHC蛋白的伴侣，从而使孩子具有更强大的免疫系统。要做到这一点靠的是**嗅觉**。也就是说，人类更愿意选择具有不同于自身MHC基因体味的伴侣。

个体最独特的特征之一。

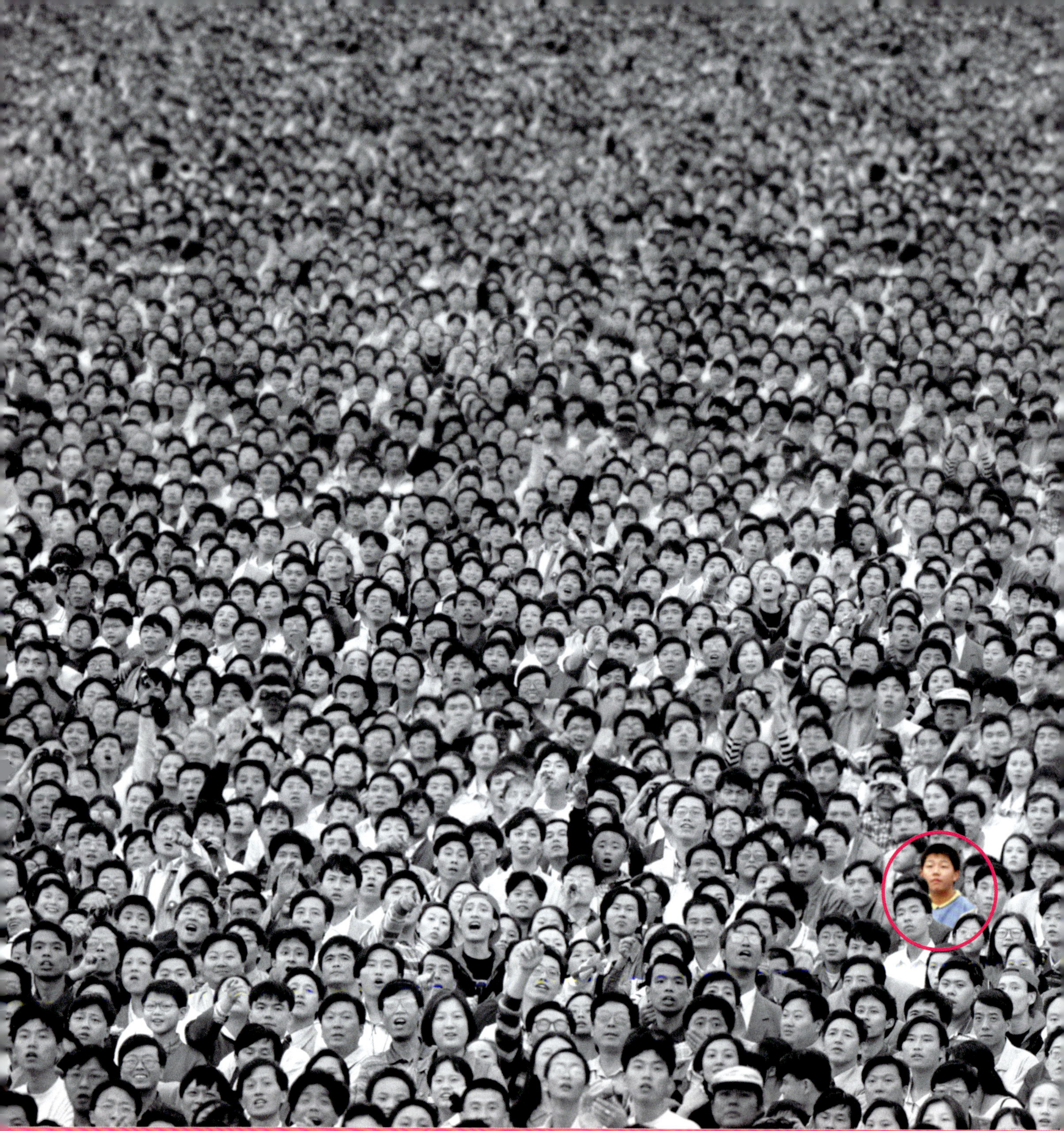

是什么使我独一无二？

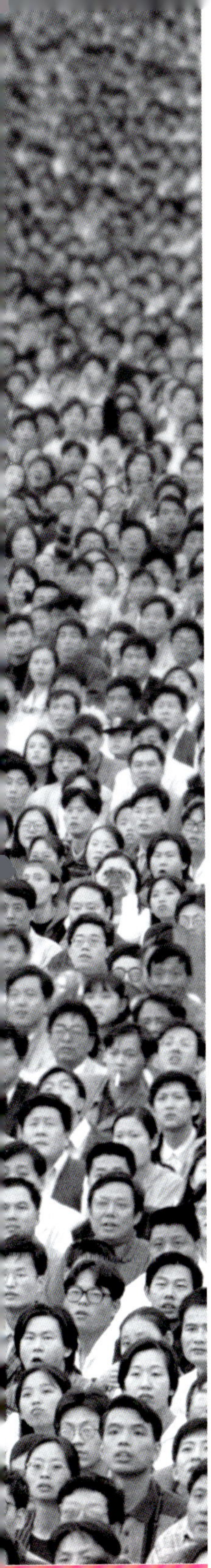

“虽然我们都是按同样的设计制造的，但我们彼此之间完全不同。你和其他任何人有成百上千个不同点，从对音乐的喜好、幽默的感觉到声音的特征和面部的形状。

但到底是什么使你独一无二呢？

一部分是因为基因。

你父母需要再生

1000000000000000

个小孩才可能有一个基因与你完全一样。

另一部分则是因为成长过程中塑造个性的独特的人生经历。”

你所独有的

想象一下，有人偷走了你的身份证，并做了整形手术使他看上去跟你一模一样，然后试图**假扮你**。如此一来他能蒙混过关吗？

指纹

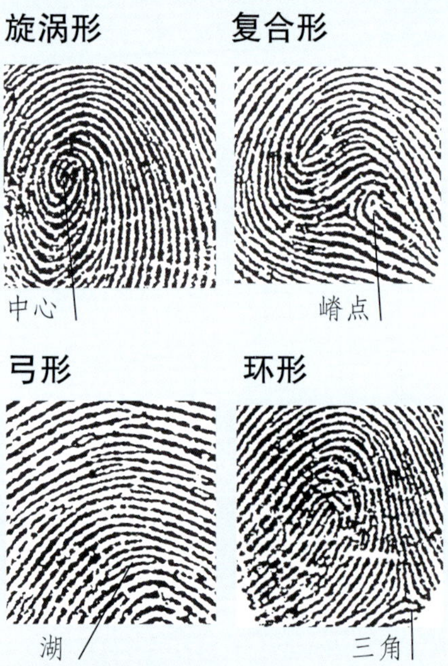

指纹绝对是独一无二的。即使是**同卵双胞胎**，指纹也不一样，而脚印和手印可能非常相似。指纹在一生中保持不变，皮肤即使受到损伤，还能长出相同的指纹。左、右手的指纹看上去像镜像结构，但如果仔细观察会发现它们都是独一无二的。

虹膜

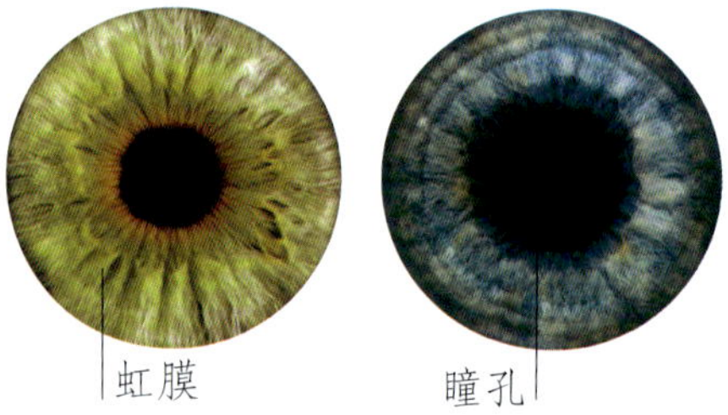

眼睛有颜色的部分叫虹膜，与指纹一样是独一无二的。每个虹膜具有一套复杂的条带和裂隙形式，虹膜扫描仪能识别出来，就像识别条形码一样。但虹膜扫描也不是十全十美的。当你生病时虹膜会有变化，戴上隐形眼镜也可以隐藏身份。

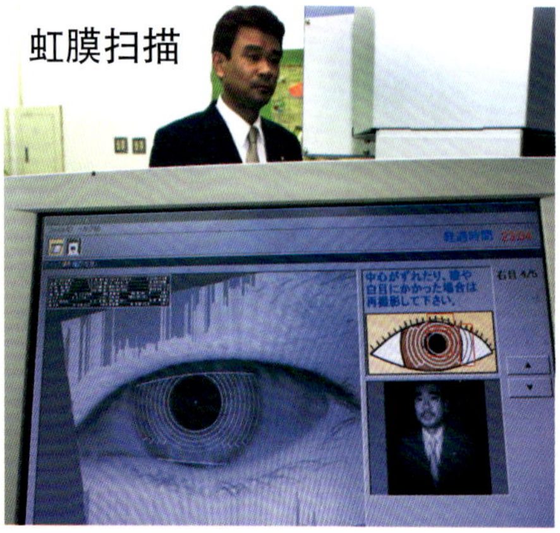

免疫系统

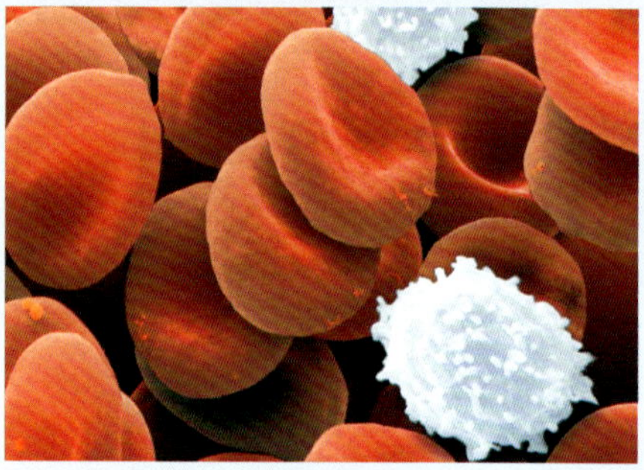

白细胞能够将你的细胞与别人的细胞区分开来

你的免疫系统能够将你的细胞与所有其他人的细胞区别开。如果外源细胞（如病原微生物）进入体内，白细胞能够认出来并进行攻击。不幸的是，这套系统过于完美，因而身体会**排斥**从别人身上移植来的器官，哪怕没有这些器官会死亡。如果在较近的亲属中进行器官移植情况会好一些，最好的是同卵双胞胎，免疫系统不能识别其中的差异。

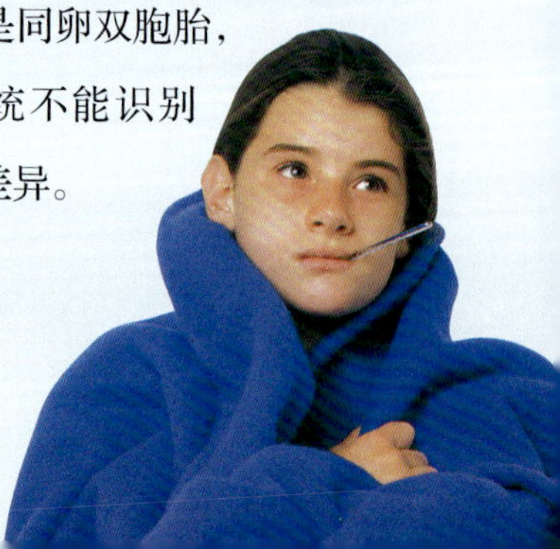

如何证明你真的就是你?

幸运的是，有许多的方式可以证明你才是真正的你，这是因为每个人在生物学上都是独一无二的。一些这方面的试验可以帮助警察从犯罪现场的蛛丝马迹中找到细微的线索来抓住罪犯。

DNA

证明你是谁的非常有效的方法是获得DNA指纹。通过将DNA样本分裂成片段，然后让其在一层胶冻样物质上扩散开来形成条带，这便是DNA指纹。警察可以通过DNA**指纹**识别技术分析从犯罪现场发现的血液、头发或其他身体组织来鉴别身份。据专家介绍，两个人具有相同DNA指纹的概率约为五十万亿分之一。

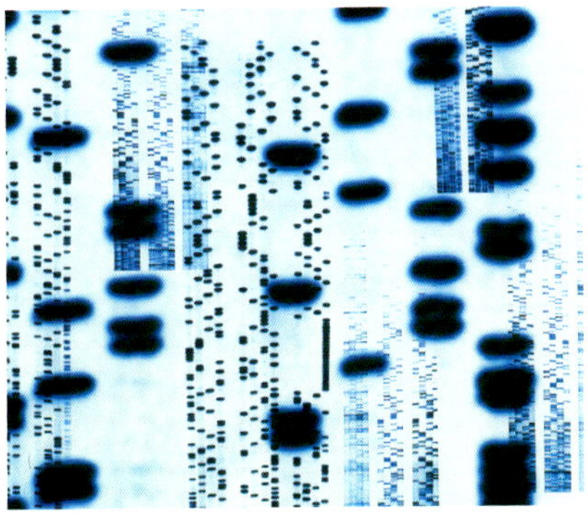

像这样的DNA条带能用来找出谁是你的亲戚，也可以用来制作独特的DNA指纹。

声音

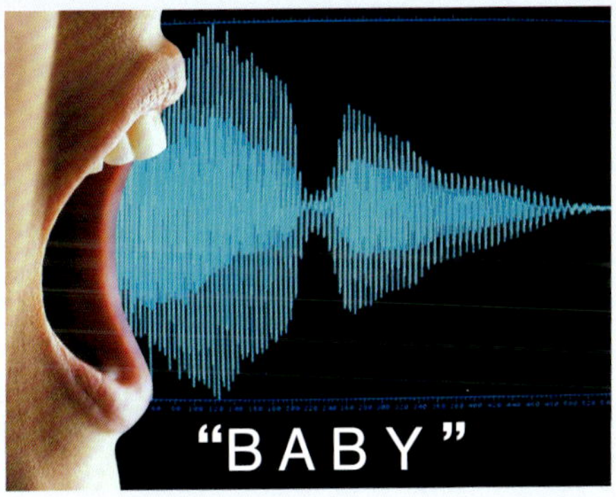

虽然你的声音随着情绪、词汇的选择、年龄而发生变化，但是有些声调会在一生中都**显得非常独特**。声音印迹分析仪能够提取和识别这些声音，即使是通过电话说话也一样。一些大型银行使用声音印迹来检查员工的身份。

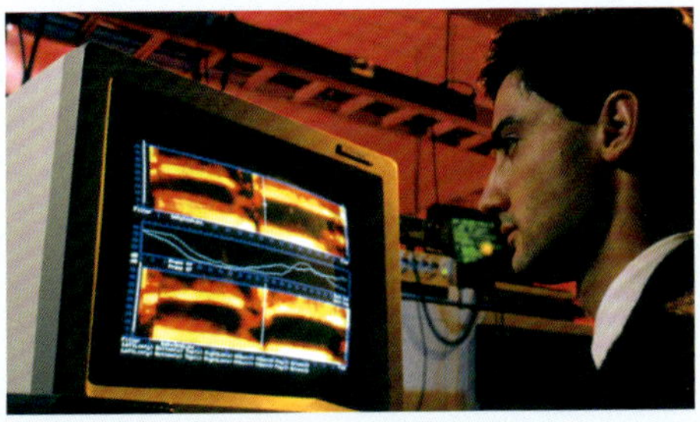

声音印迹分析仪可在计算机上将人的声音转化为线条形式。

签名

每个人有独特的**书写方式**，据说图形分析专家能够从手书中看出人的性格。证明身份的传统方式是签名。以快速的动作手书，可强化手写的方式，使签名难以被模仿。但是用签名证明身份并不是万无一失的，因为通常是由肉眼对签名进行鉴别。

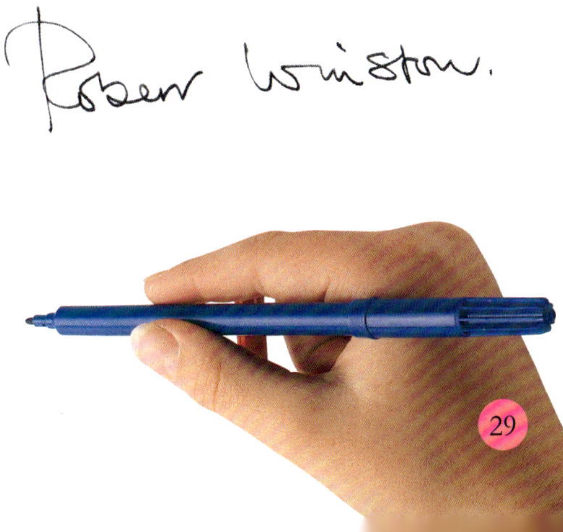

什么是基因？

基因一词**有几个含义，但本质上**基因是告诉身体如何工作的指令。**指令存在于DNA分子的编码中。**

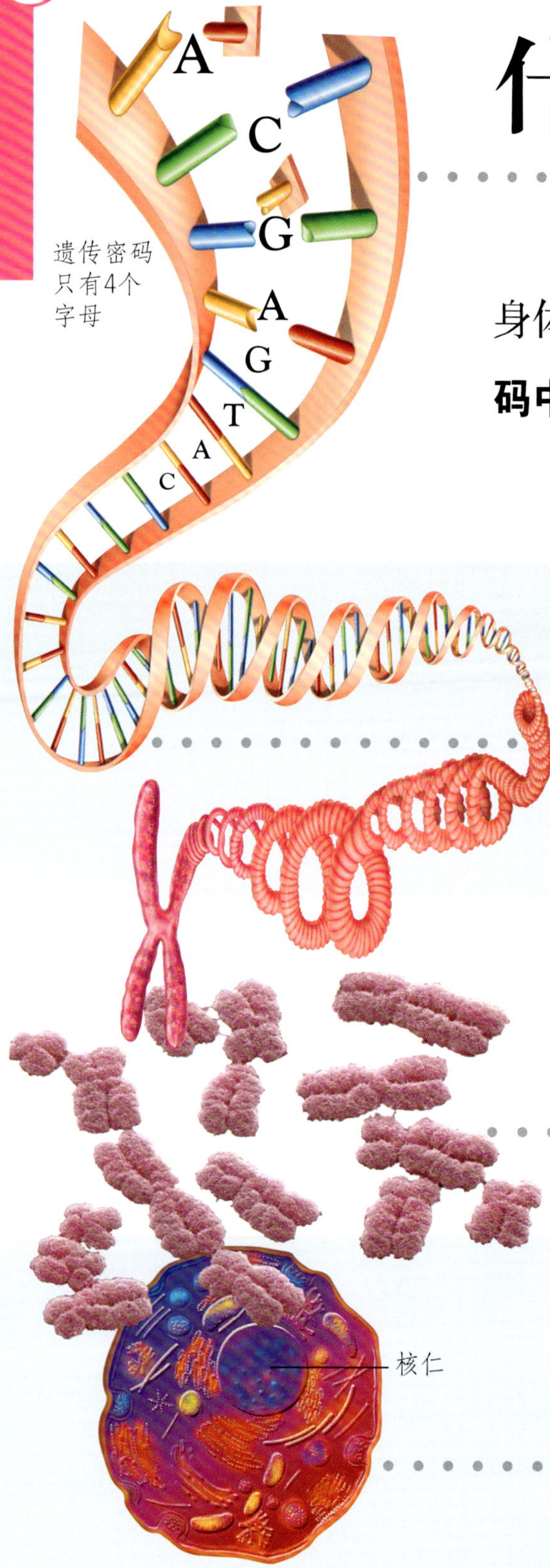

DNA

Deoxyribonucleic acid

脱氧核糖核酸

染色体

细胞

人的基因99%与黑猩猩、85%与老鼠、50%与香蕉的基因相同！

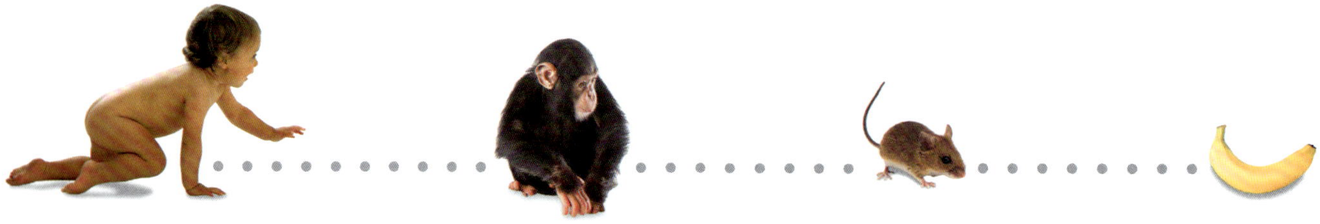

基因是……

- 伸展开来的DNA
- 制造蛋白质的编码
- 告诉细胞该干什么的指令
- 调控其他基因开/关的控制器
- 从父母那儿遗传的物质——遗传单位

DNA携带基因

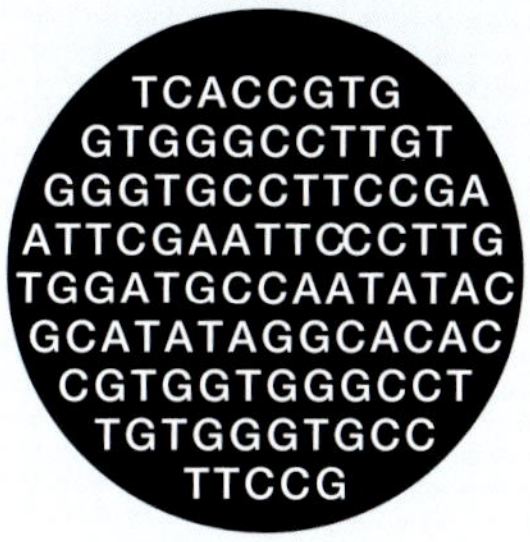

DNA是一个相当长却极细的分子，形状像**扭曲的楼梯**，梯级由只有4个字母的简单编码组成：A、C、G、T（字母代表着梯级上的化学物质）。基因是含有特定字母顺序的DNA片段——就像**书本中的一个段落**。大多数基因中字母的顺序是蛋白质分子中不同单位（氨基酸）排列顺序的密码。基因携带了成百上千的不同蛋白质的编码。

染色体含有DNA

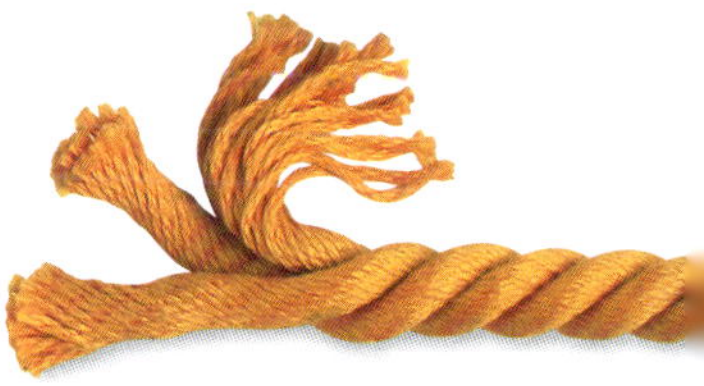

DNA必须放入一个狭小的空间，因而它只能以巧妙的方式缠绕起来。每个DNA分子缠成一根细线，然后再缠成一根粗线，并不断持续下去（就像细纤维绕在一起成为绳子）。最后形成块状、X形的结构称为**染色体**。染色体非常小，难以用肉眼看到——约需10万个染色体才能形成一个圆点。尽管如此，每个染色体却含有2米长的DNA。

细胞含有染色体

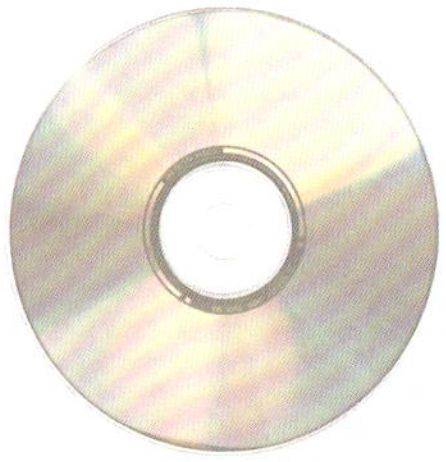

人体每个有细胞核的细胞（只有少数例外）都含有一套46个染色体，压缩在细胞核内。全套46个染色体携带**所有基因**，因而在每一个细胞中有一整套基因。这些DNA的数量是多么**惊人**啊！如果打开每一个细胞中每一个染色体的所有DNA，将分子一个一个接起来，那么这些DNA能够从地球伸到太阳来回400次。但是基因中的所有信息却能够储存在**一张CD**中。

所有DNA=基因组

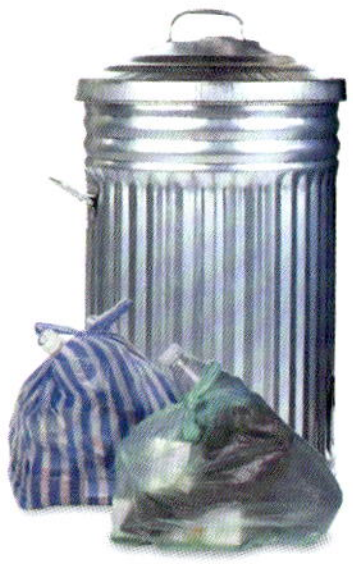

一套染色体中的DNA构成了基因组。在人类基因组中只有约24000个工作基因，剩下的DNA是否是**废品**还存在争议。人类基因组与许多其他物种甚至香蕉的基因组非常相似，这是因为所有生物有相同的远古祖先。大多数基因让细胞像螺母－螺栓一样工作。**进化**只需要修改少数几个基因，却能使我们的身体外观和功能发生巨大的变化。

我的基因来自何处?

你的基因来自你的父母，你父母的基因来自他们的父母，以此类推——最终追溯到曾经存在过的第一个生物。基因通过家族遗传下来，这就是你可能非常像你的父母的原因，如**长睫毛**、**浅黄色头发**、**雀斑**、**蓝眼睛**，这些生理特征是由基因控制的，因而可以在家族中遗传。

你的一半基因来自你的母亲，另一半来自你的父亲。

这些基因通过精子和卵子携带的**染色体**传给你。精子和卵子均只有23个染色体——是体细胞的一半。当它们相遇时形成胚胎，产生一个具有全套46个染色体的新生命。

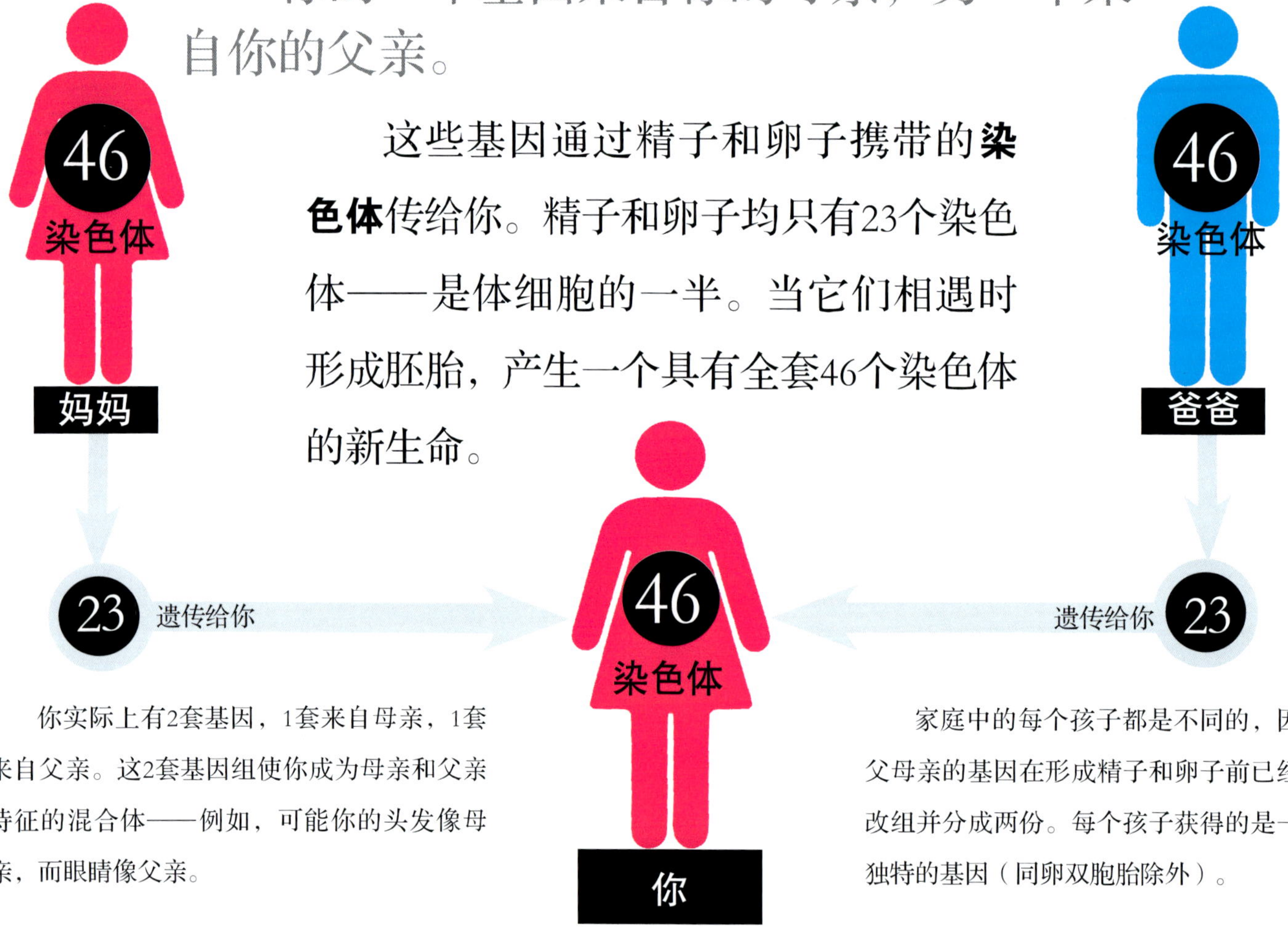

你实际上有2套基因，1套来自母亲，1套来自父亲。这2套基因组使你成为母亲和父亲特征的混合体——例如，可能你的头发像母亲，而眼睛像父亲。

家庭中的每个孩子都是不同的，因为父母亲的基因在形成精子和卵子前已经过改组并分成两份。每个孩子获得的是一套独特的基因（同卵双胞胎除外）。

你的基因由你祖父母、外祖父母的基因结合而成

什么是显性基因？

由于你具有两套基因，所以对于任何事物均有**两种选择**。以眼睛的颜色为例，你从父母亲那儿获得了眼睛颜色的基因，但你可能从母亲那儿获得的是棕色眼睛的基因，而父亲那儿是蓝色眼睛的基因。有时一种选择会优先于另一种选择——我们称之为显性基因。例如棕色眼睛基因对蓝色眼睛基因是显性的。

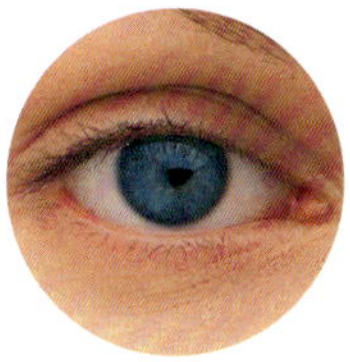
如果父母之一为蓝色眼睛……

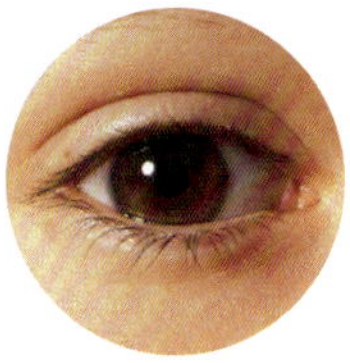
……另一个为棕色眼睛……

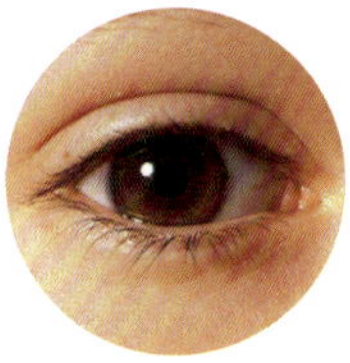
……你可能也为棕色眼睛。

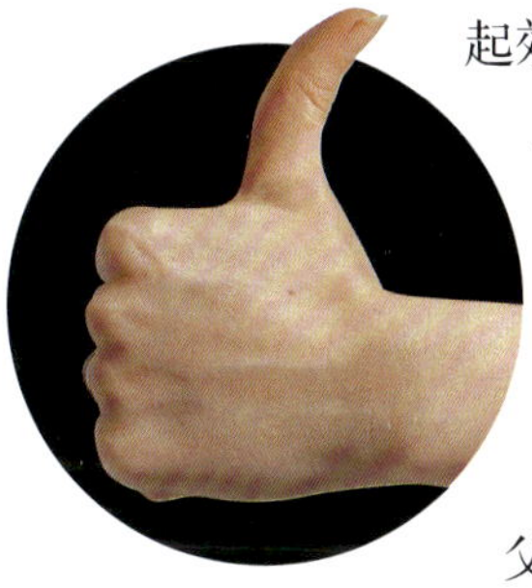

被显性基因掩盖的基因称为**隐性基因**。要让隐性基因起效果，需要两个同样的基因——父母每人一个。**竖起你的大拇指**。如果你能向后弯曲大拇指尖，你就拥有“搭便车者的拇指（北美人用竖起的大拇指表示要求搭便车）”，这是由两个隐性基因导致的，父母亲各一个。像这样的特征往往隔代遗传，出现在祖父母和孙子女身上而不是父母与儿女身上。

什么使我成为男孩或女孩？

46个染色体中有2个是特殊的——它们用来控制性别。性染色体的外形像英文字母X和Y。通常情况下，如果你有两个X，则为女孩；如果是一个X一个Y，则为男孩。男孩X染色体上所有基因均能表现出来而不管是否为显性基因，因为没有一个匹配的X来补充，这使男孩特别容易存在遗传缺陷如色盲。

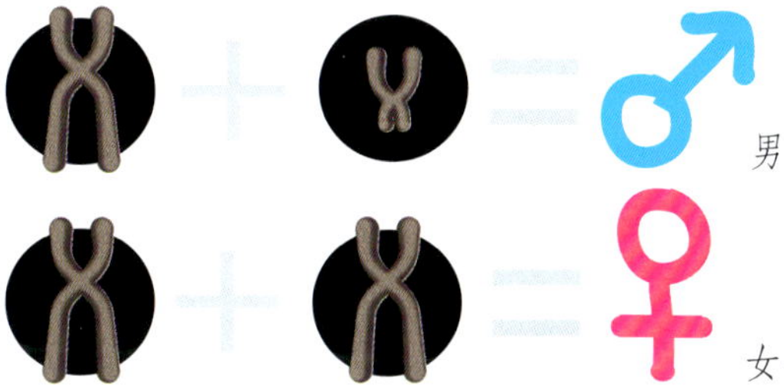

有没有一个基因能够决定所有细节？

有些基因的作用非常简单而明显，例如，单个基因能造成色盲。因此你可能会猜测你的每一个特征都有一个基因，从面部特征到腿的长度。然而实际情况并非如此简单。许多特征，可能是大多数，是许多基因共同作用的结果。身高、外貌、肤色、声音、发色等，可能都依赖于你所有基因的结合。

如果是牵涉影响大脑的基因就更为复杂。基因当然对你聪明、外向、冒险、创新的程度有影响，但是并不能**决定**你的性格，而只是**影响**你的性格将如何发展。许多其他因素也会影响你的性格，如你的家庭、朋友、一生中的境遇和运气。

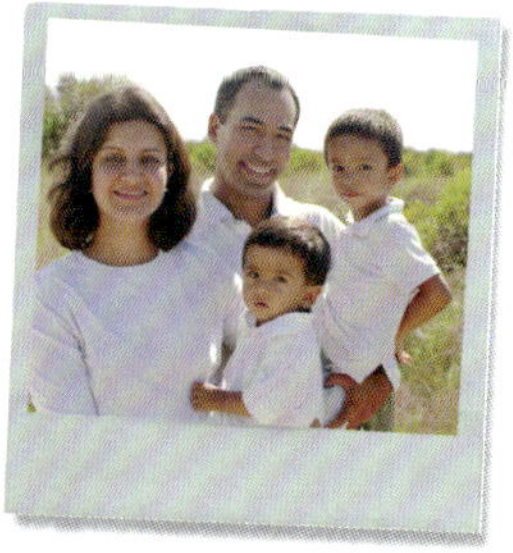

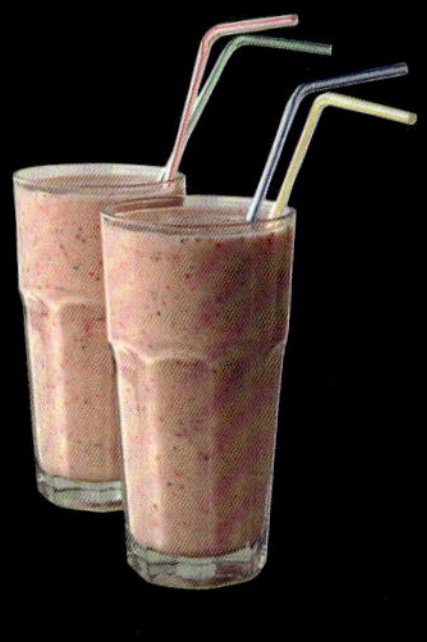

为何我不能耐受牛奶？

如果你不喜欢牛奶，那么你并不孤单。世界上大多数人均有乳糖不耐受，意味着喝牛奶可能使你胃痛、消化不良，甚至更加严重。乳糖不耐受的原因在于一个隐性基因。大多数亚洲人和非洲–加勒比地区的人携带这个基因，而北欧人就没有。科学家猜测欧洲人在几千年以前开始饲养牛和喝牛奶时进化成了不同基因。

测试你的基因

1

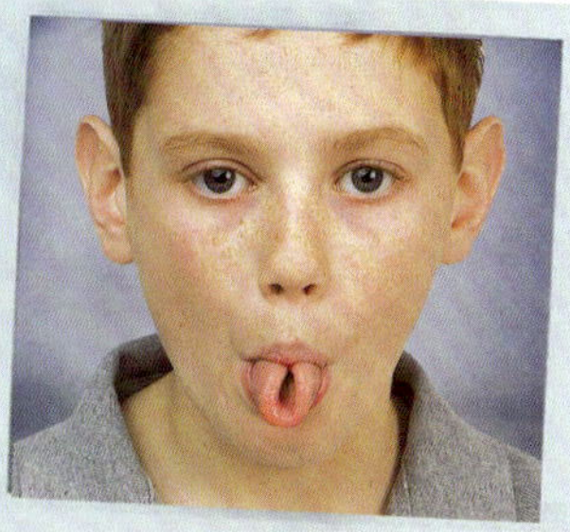

卷舌

你能将舌头卷成U形吗？（但不要缩唇）

2

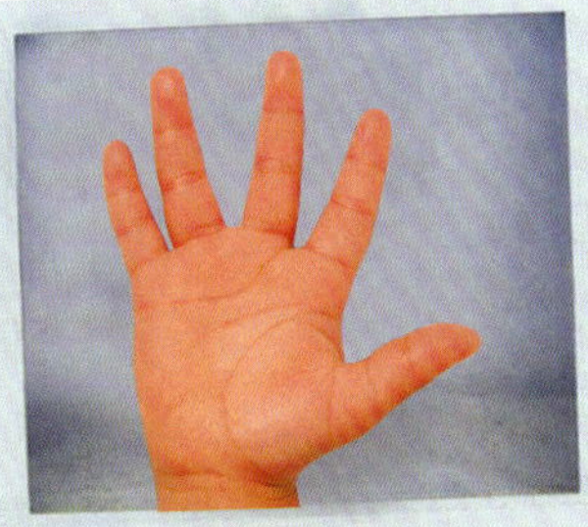

弯曲小指

如果你的小指的上面部分能向旁边的手指弯曲，说明具有能“弯曲的小指”。

3

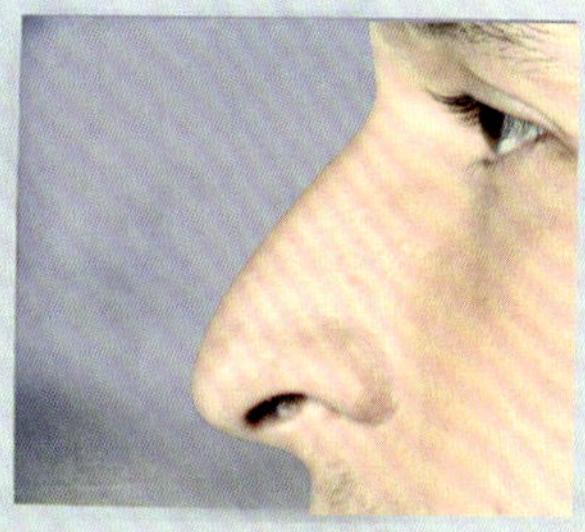

鹰钩鼻

如鼻向外弯曲而不是向内弯曲，就是“鹰钩鼻”或“罗马鼻”。

5

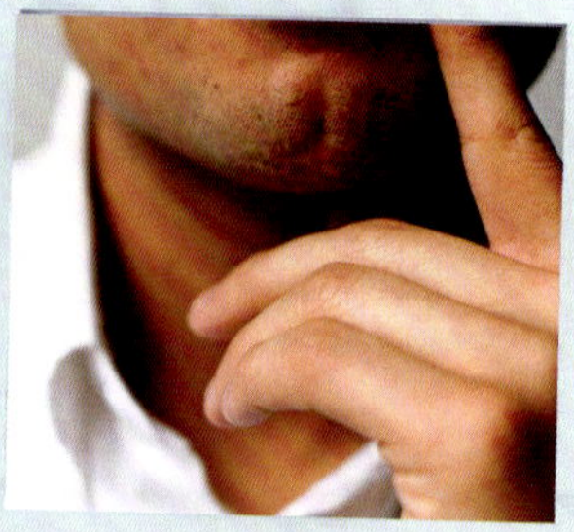

分下巴

下巴底部具有折痕就是分下巴。

6

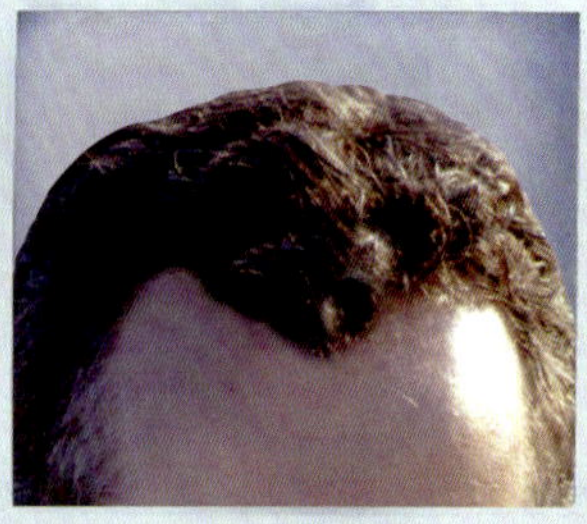

V型发

当把头发向后梳时前额发尖呈V形就是V型发。

7

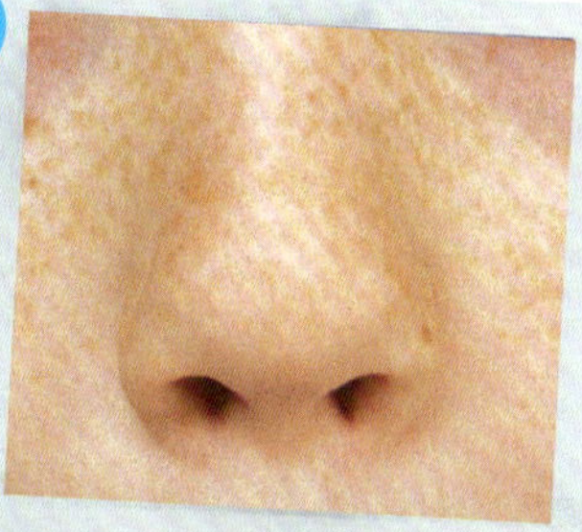

雀斑

雀斑是皮肤上的黑色小点，在被晒成棕褐色的皮肤上更明显。

9

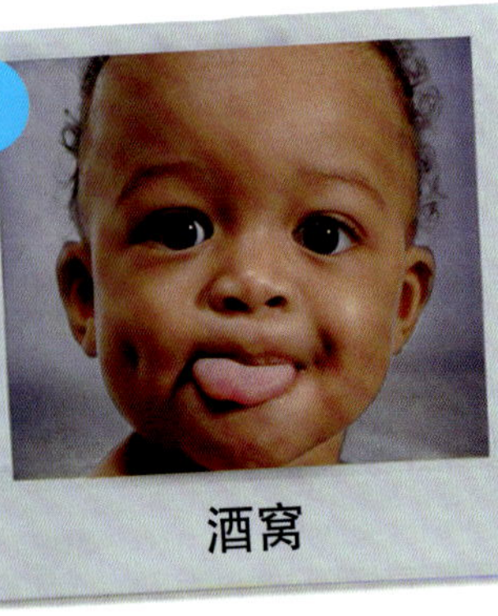

酒窝

酒窝是微笑时出现在一侧或双侧面颊上的小凹。

10

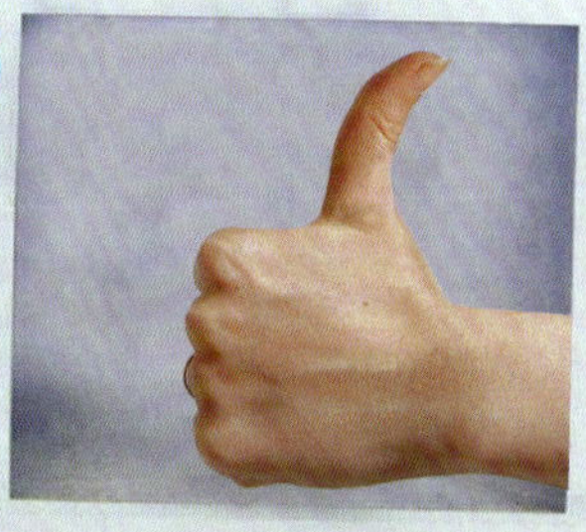

搭便车者的拇指

如果拇指向后弯曲超过30°，就是具有“搭便车者的拇指”。

11

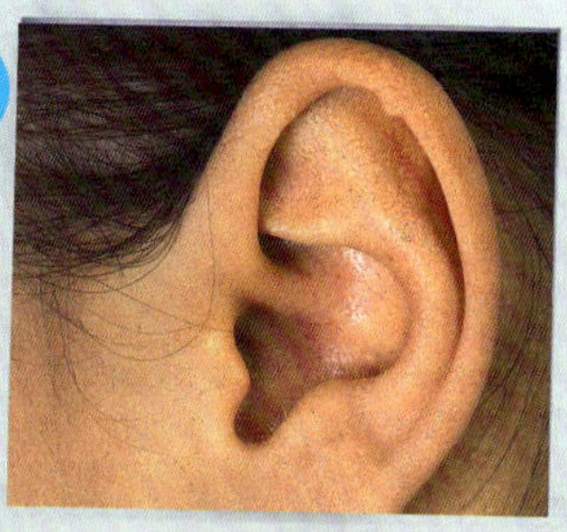

达尔文耳点

如果你的耳朵的最高一个拐弯有一个皱褶或呈一定角度，而不是一段平滑的圆弧，那么你就拥有“达尔文耳点”。

这些特征中的大多数是由单个显性基因决定的。

4

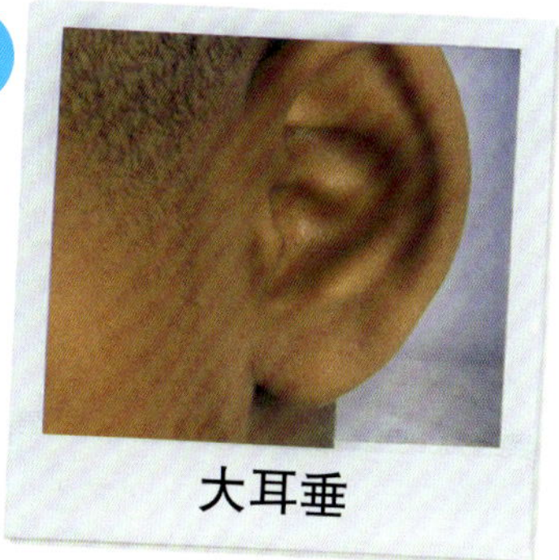

大耳垂

如果耳垂能自由地悬在下方，说明为显性基因，否则为隐性基因。

8

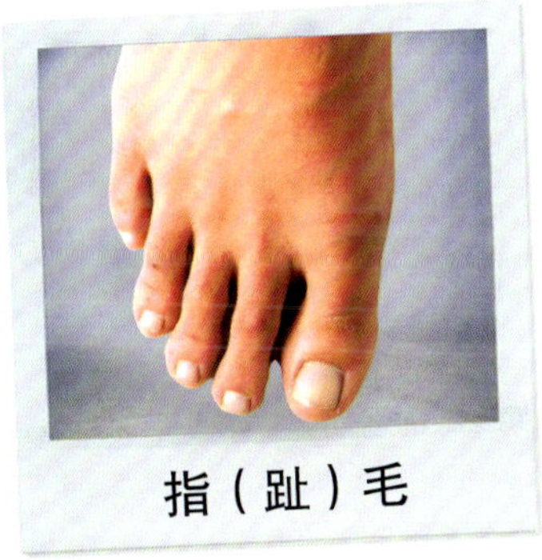

指（趾）毛

如果手指或脚趾中节上长有毛发，说明具有“指中毛发”基因。

12

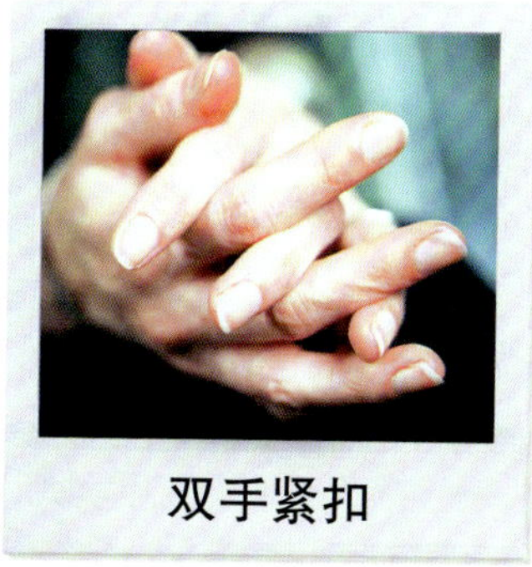

双手紧扣

双手扣在一起时看看哪个拇指在上面？你习惯的方式部分取决于基因。

这意味着什么？

归因于你的父母

你所有的基因都来自你的父母，所以任何显性基因决定的特征也可能存在于你的父亲或母亲身上。如果你能卷舌，你的父亲或母亲也能。至少你的祖父母和外祖父母中的一员也有此显性基因特征。

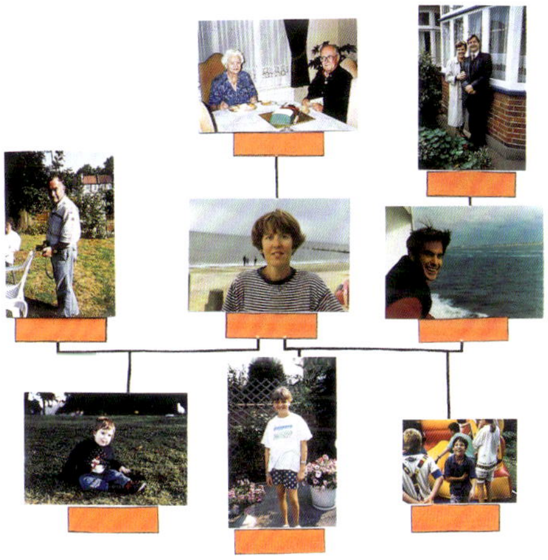

成为DNA侦探

做一点侦探工作，通过制作家谱，你能追溯基因在家族中遗传的路径。收集你亲戚们的相片并将其粘在一张大纸上，用线条表示谁与谁有相关性。你能看到代代相传的遗传特征吗？

你是色盲吗？

如果你不能看到图中彩点表示的数字，你可能是色盲。色盲由X染色体上的隐性基因引起。遗传有这个基因的女孩通常视力正常，但男孩为色盲。测试你家庭中色盲的情况，如果你或你的兄弟为色盲，其基因最大可能是来自你们的母亲。

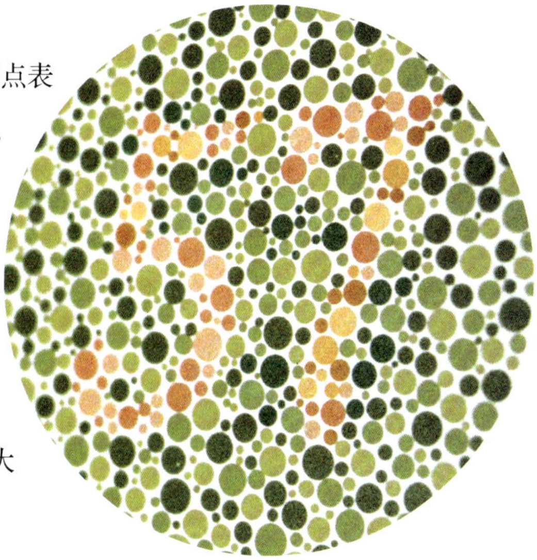

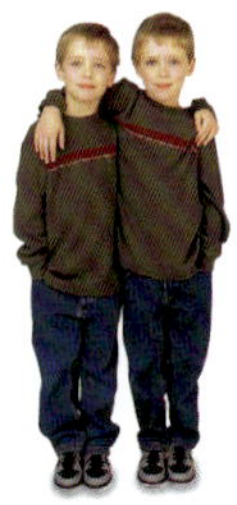

孪生双胞胎真的

常见问题解答

双胞胎是如何形成的?

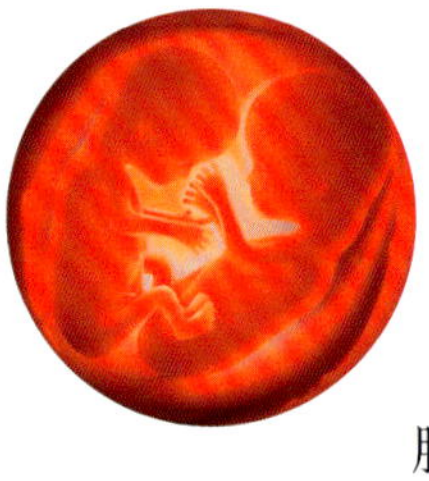

因为不可知的原因，胚胎进行分裂且发育为两个胎儿就形成了同卵双胞胎。异卵双胞胎则不同，是两个卵细胞分别与两个精子受精而成。与平常的兄弟姐妹一样，他们只有一半基因相同——只是他们是同时发育，共用子宫。

想象一下，如果有两个一样的你，生活会发生怎样的变化。这是同卵双胞胎可能遇到的问题。对科学家而言，同卵双胞胎就像克隆出来的一样，因为他们**基因相同**。因此，双胞胎能够帮助我们探究基因如何影响我们的性格。

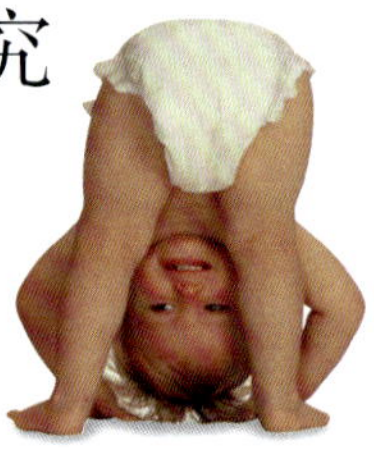

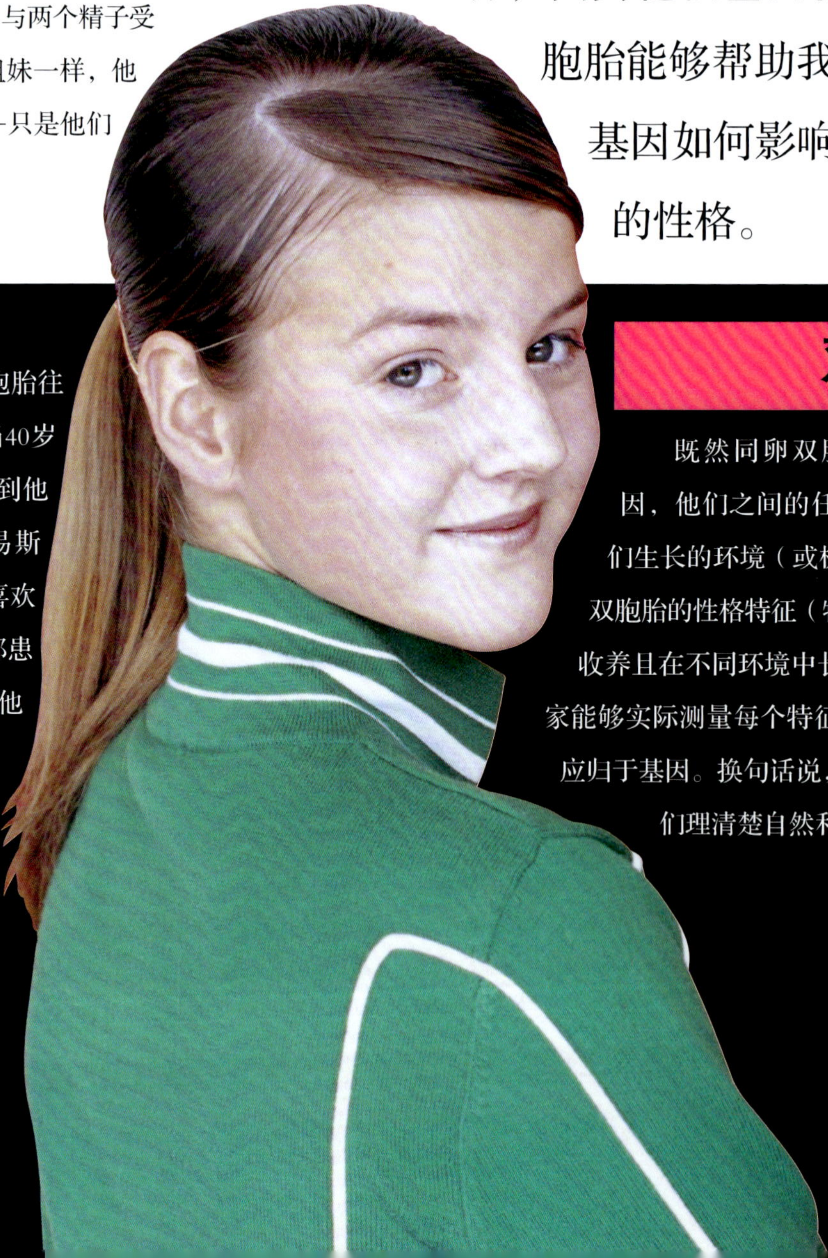

吉姆和吉姆

分开长大的同卵双胞胎往往离奇地相像。1979年当40岁的吉姆·施普林格初次遇到他的双胞胎兄弟吉姆·路易斯时，他们声音相同，都喜欢咬指甲，都体重超标，都患高血压、痔疮和偏头痛。他们喜欢去相同的海滩度假，都有一只叫托尼的狗。他们是热心的木匠，都在花园中围着树建了一圈白色的篱笆。

双胞胎试验

既然同卵双胞胎有完全相同的基因，他们之间的任何差异都应归之于他们生长的环境（或机会）。通过研究许多双胞胎的性格特征（特别是出生后即分别被收养且在不同环境中长大的双胞胎），科学家能够实际测量每个特征的变异在多大程度上应归于基因。换句话说，双胞胎研究可帮助我们理清楚自然和养育的作用。

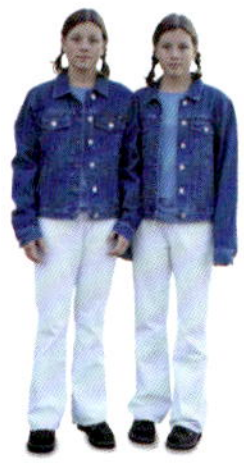

一模一样吗？

常见问题解答

你们有多相似？

有些同卵双胞胎比起其他的更加相像一些。大多数同卵双胞胎的基因100%相同，但少数只有75%相同。这种**半同卵双胞胎**被认为是由于一个卵细胞在与两个不同的精子受精之前分裂所致。如果卵细胞正好在受精之后分裂，就能发育为正常的同卵双胞胎，每个都有自己的胎盘。如果胚胎在受精4～5天之后分裂，双胞胎共用一个胎盘，可能成为**镜像双胞胎**。如果胚胎在受精2周之后分裂，细胞可能不能完全分开，成为**连体双胞胎**。

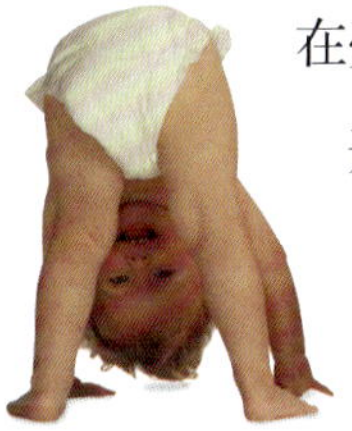

什么是镜像双胞胎？

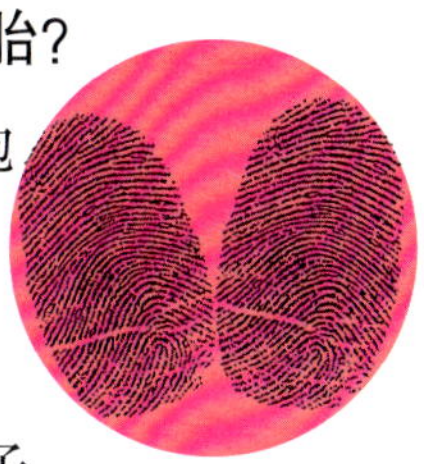

1/4的同卵双胞胎是镜像双胞胎，这意味着在某些方面他们像彼此在镜子中的形象。他们的指纹和头发的旋涡看上去几乎是镜面反射，他们也会有相同的痣或胎记，只是位于身体相反的位置。

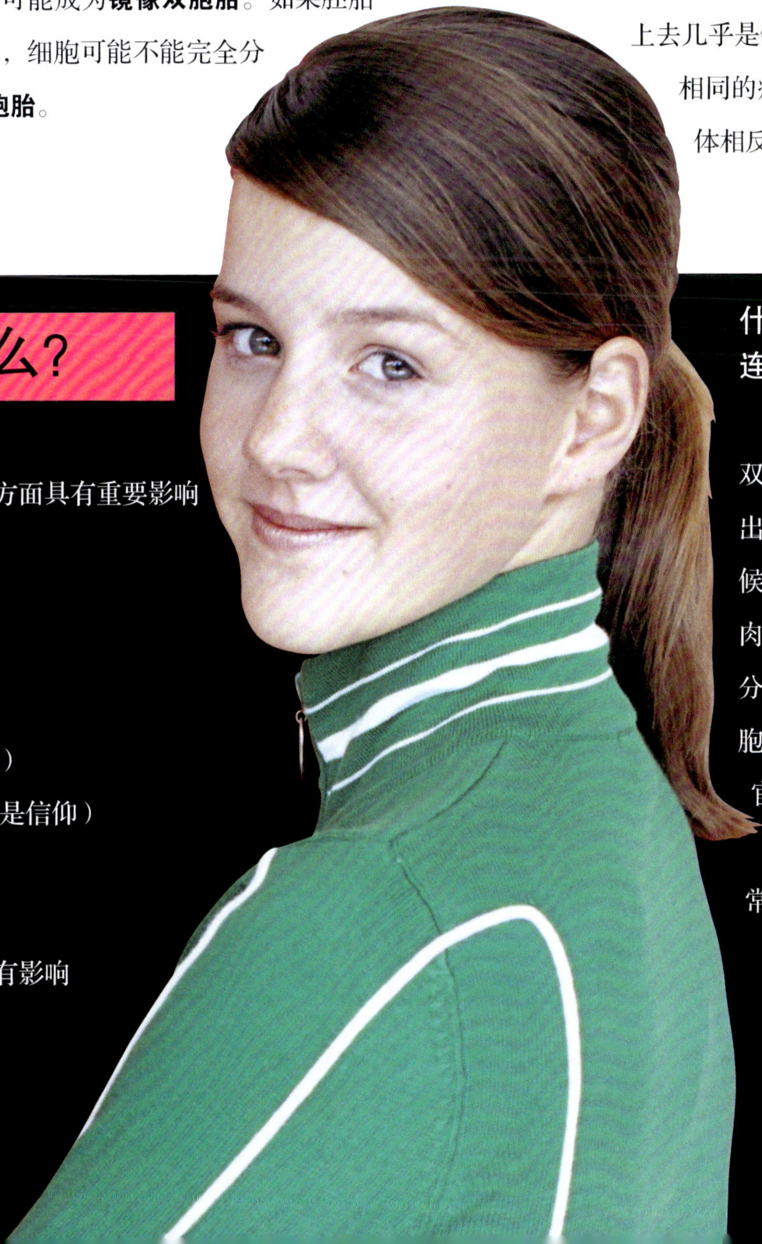

告诉了我们什么？

结果

双胞胎研究表明基因对以下方面具有重要影响

- 相貌如何
- 是否需要戴眼镜
- 体重是否有超重的趋势
- 可能存在的医学问题
- 主要的性格特征（见68页）
- 对信仰的执着程度（而不是信仰）
- 寿命有多长
- 智商

但基因对于以下方面几乎没有影响

- 右利手还是左利手
- 最喜欢的食物
- 幽默感

什么是连体双胞胎？

连体双胞胎是同卵双胞胎没有完全分开，出生时躯体相连。有时候只有一小块皮肤和肌肉连在一起，医生易于分离。但有时候连体双胞胎共用重要的内脏器官如大脑和脊髓，使得医生要分离他们会非常困难和危险。

我是如何发育的？

基因控制着神奇的**发育**过程——人体从单个细胞最终发育成为超过30万亿个细胞组成的躯体。从一开始，**环境**就在发挥作用，将你塑造成为一个独一无二的人。并且随着大脑的不断学习和改变，持续影响着你的生活。

我是如何出现的？

我的生长速度有多快？

我何时开始长出眼睛？

我的指纹是何时形成的？

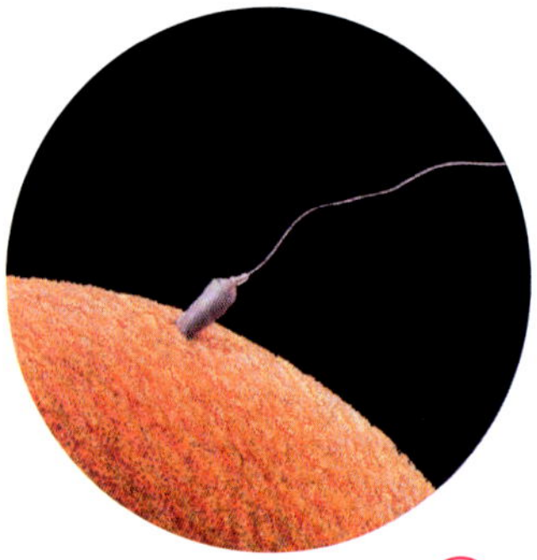

实际大小（仔细观察）

第1天

最初的半小时，你只是一个不到十分之一毫米宽的单个细胞。这个细胞称为**受精卵**，是父亲的精子与母亲的卵细胞融合形成的。父亲和母亲的基因结合在细胞核中，形成你独特的基因组。

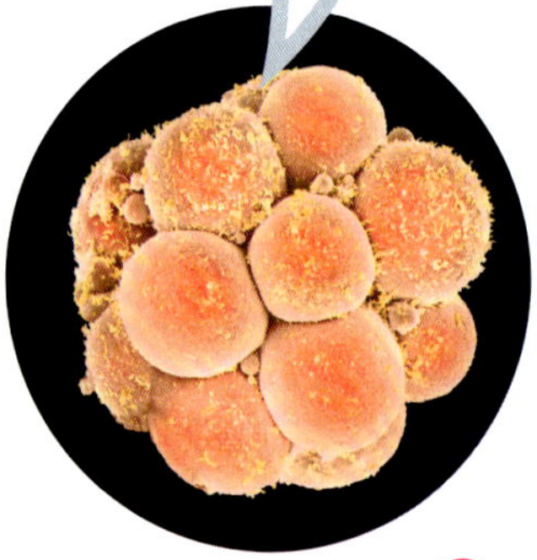

实际大小

第3天

在最初几天你几乎没有生长，而是不断分裂。单个细胞先分裂为2个，然后4个，然后8个，以此类推，每次数目翻倍。在一周内可形成数百个细胞，在接下来的2周内身体不断成长。到3周时已长到**米粒大小**。

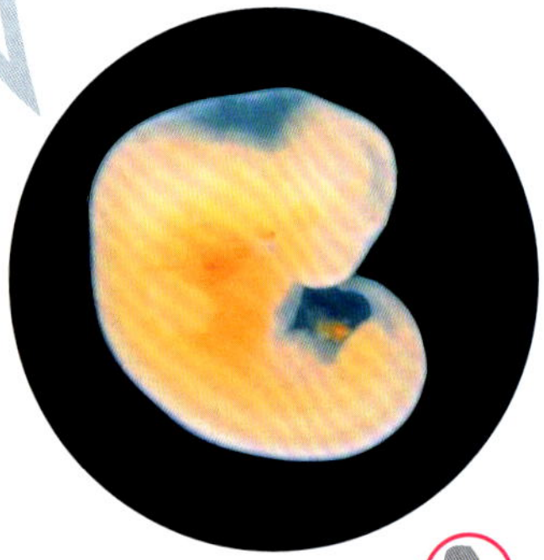

实际大小

4周

到第4周时你看上去像一只**虾**，有一个尾巴。这时你的头部生长特别迅速，体积已接近身体的一半。从肢芽上开始形成胳膊，黑点标志开始形成眼睛。如果你的母亲在这个阶段营养不均衡，你成年后超重的可能性会很大。

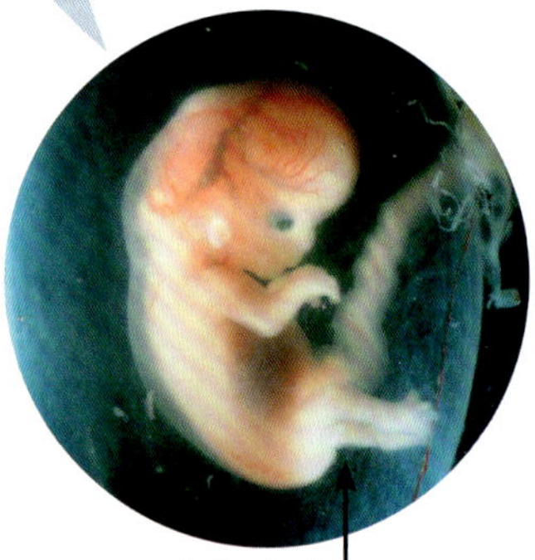

实际大小

8周

到第8周时你已初具人形，但一部分是**透明**的。眼睛、鼻、唇甚至牙齿正在形成，心脏开始跳动。12周时能够移动胳膊和腿；指纹开始形成；能够吞咽和排尿；大脑开始工作。

我何时开始舔手指？

我何时能够听到声音？

我何时开始做梦？

我何时能够识别母亲的声音？

我何时睁开眼睛？

我出生时能做什么？

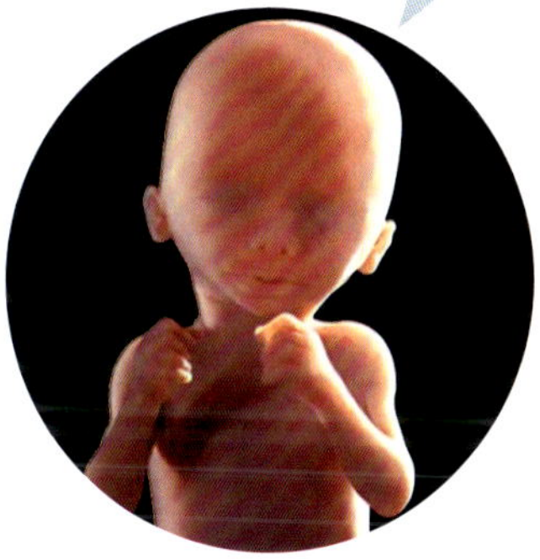

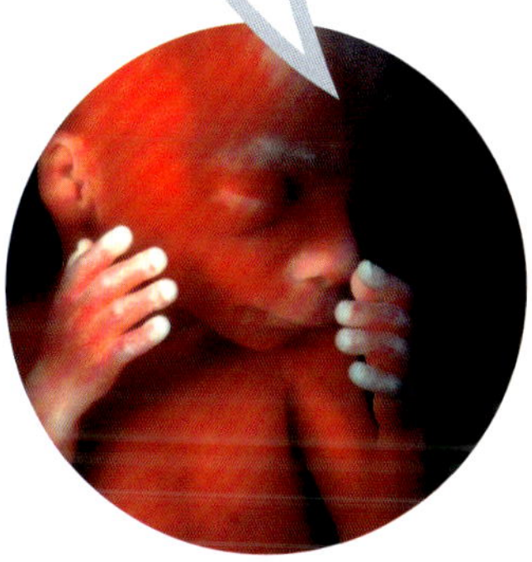

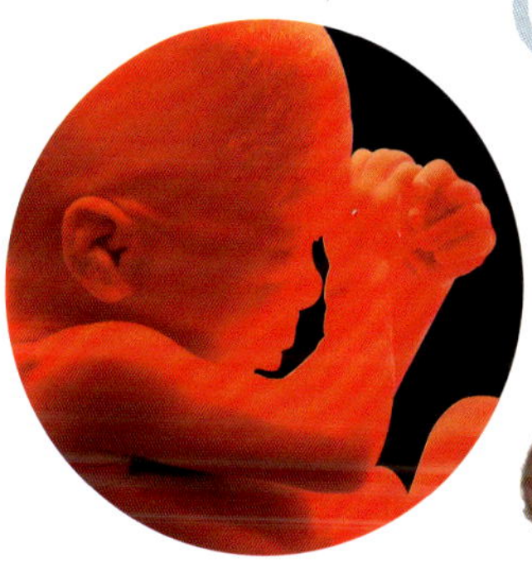

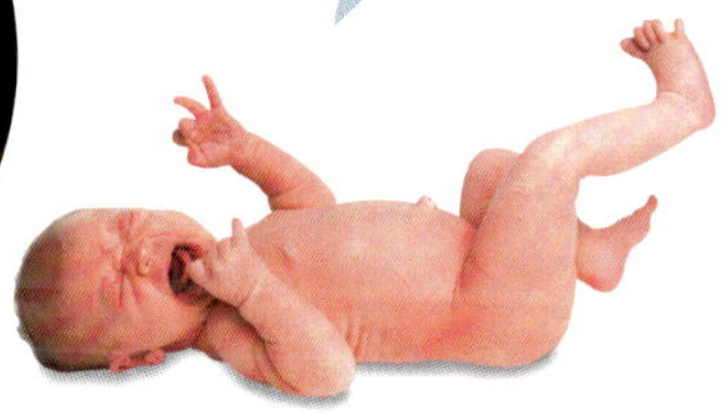

16周

现在的你大约有**柠檬**大小，而且更加活跃。你能握拳、舔拇指、做面部表情、抓连接你和母亲的脐带。你开始第一次**听到**声音，但是眼睛还没有睁开。

20周

你在这个时期开始表现出运动水平。如不断踢腿和翻跟头。如果是这样，你出生后也会同样吵闹和调皮。这时你的听力很好，大的响声能使你跳起来。你的味觉开始发育，并且更喜欢甜食。全身被**细毛**覆盖，但后来细毛会消失。

24周

22～24周时，你的眼睛会睁开。由于子宫中是黑暗的，你什么也看不到，阳光看上去是粉红色的光线。现在你的听力很好，能够听出**母亲的声音**。睡觉时，大部分时间要做梦。

出生

你从出生开始就能够呼吸、吸吮和吞咽。能哭、咳嗽、打喷嚏、眨眼，嗅觉和听力也非常好。但视力还不行。虽然可以分辨颜色和看清面部，但只有非常接近时才能看清楚东西。当然你还不知道这些东西是什么。

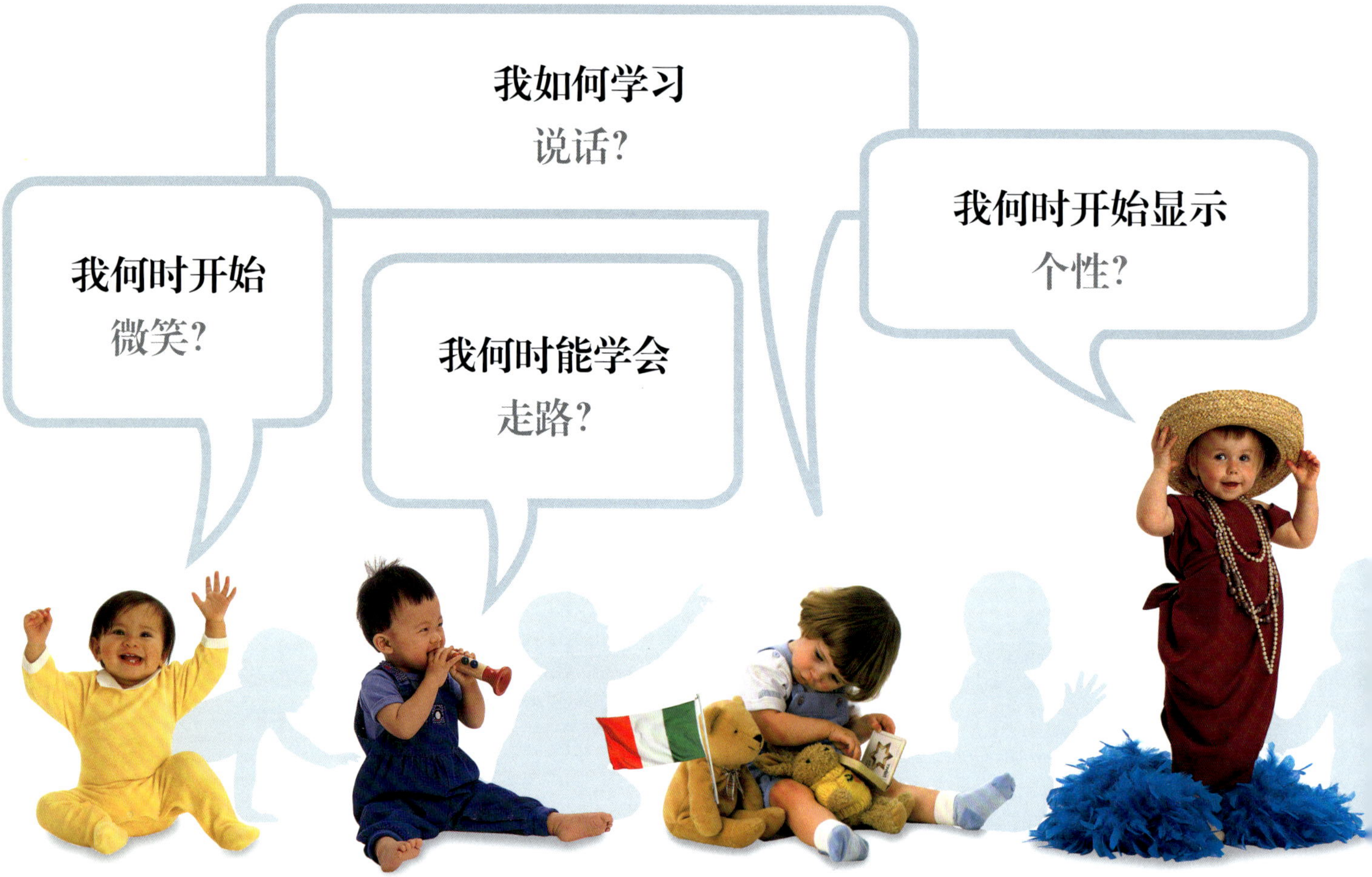
我何时开始
微笑?
我如何学习
说话?
我何时能学会
走路?
我何时开始显示
个性?

头6个月

出生时你的大脑已经是成年人1/4大小，只要6个月就能翻倍。视力迅速提高，6个月时已经非常好。你能被面部表情所吸引，从出生开始对父母的**微笑**和皱眉就有反应。6周大时能伸舌，5个月时能识别自己的名字，6个月时能坐。

1岁

随着你每天不断地学习如何控制身体和理解世界，你的大脑细胞建立着上亿个新的连接。大脑比身体其他部分长得更快。与身体相比，**脑袋显得很大**。12～18个月时开始行走，但初期平衡感较差，大脑袋使得你头重脚轻，走路不稳。

18个月

你一出生就开始练习语言，根据听到的元音和辅音**发出咿咿呀呀的声音**。18个月时你能够理解上百个单词，也许能说几个。这一时期，你开始展现出性格。父母可以看出你的性格是内向还是外向，是好静还是好动，是急性子还是慢性子。

2岁

这时你的大脑是成年人的3/4大小，这是你一生中学东西最快的时期。平均来说，2岁时能说约300个单词，还可以连成句子，但是还很难完整理解其含义。你对**自我的感觉**开始形成：能从镜子或相片中认出自己，开始使用“我”或“我的”。

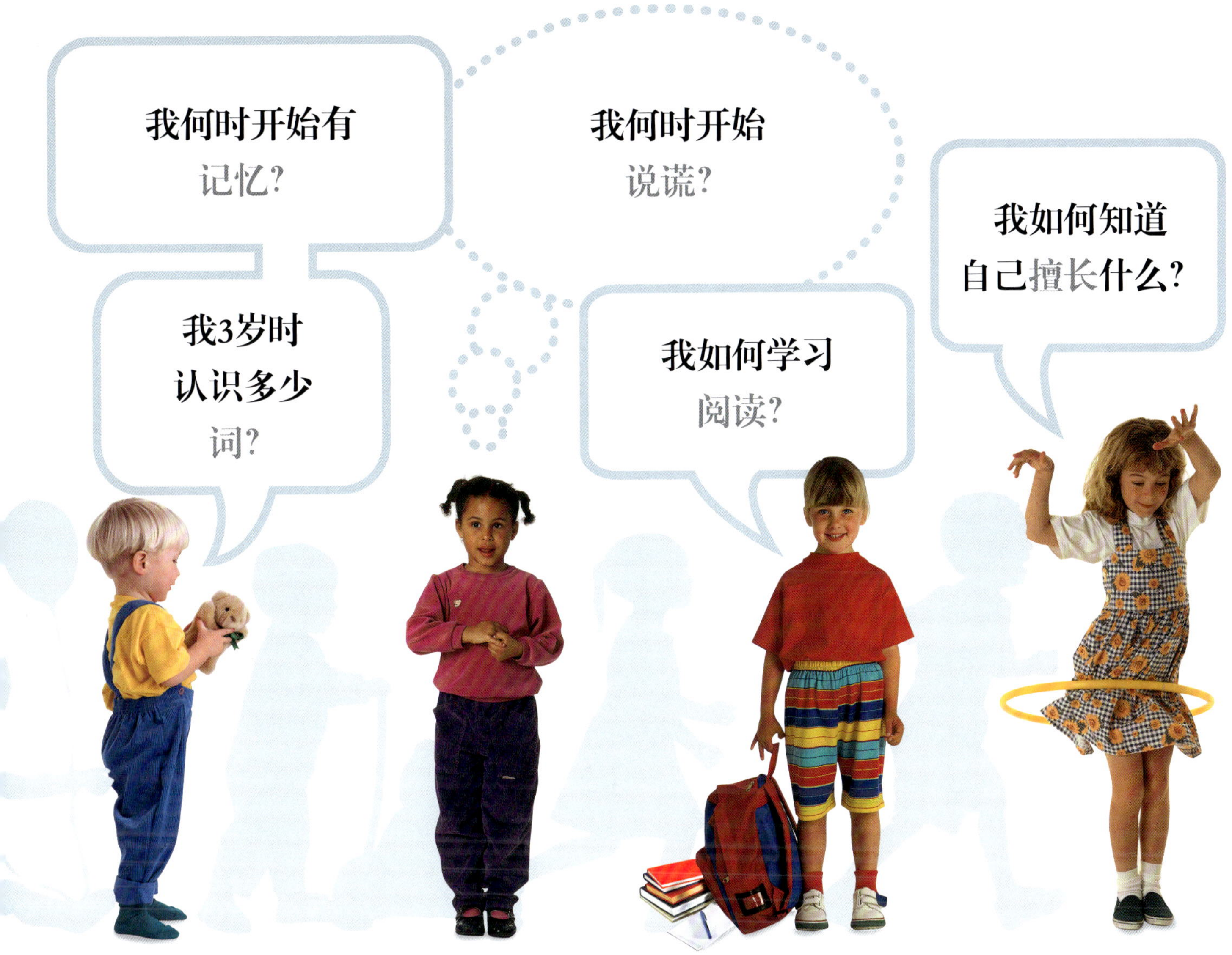
我何时开始有
记忆?
我何时开始
说谎?
我如何知道
自己擅长什么?
我3岁时
认识多少
词?
我如何学习
阅读?

3岁

你一天可学会多达10个新词，你已经学会了一生中可能用到的40000个单词中的1500个。你的大脑开始具有长期**记忆**。你的平衡感更好了，因而不再那么笨拙。在接下来1～2年中你将学会跑、单脚跳、蹦、抓球和系鞋带。

4岁

你的**社交能力**不断发展，你已经可以弄明白其他人在想什么，因此开始**说谎**和骗人。对你来说友谊成为一件重要的事情，你开始将其他孩子看作独立的个体，并以合作的方式同他们玩耍。同时你也非常富有想象力，能独自玩耍。

5岁

此时你的大脑几乎和成人一样大。可能已经开始上学，学习如何将字连在一起构成词。并且有更丰富的长期记忆，如你会记得假期、圣诞节和上学第一天等激动人心的时刻。但你只能记起3岁以后的事情。

6～10岁

这段时期你开始掌握复杂的**身体技能**如骑车、游泳、滑冰和玩球。也能更熟练地运用双手，写作、打字和画画的技能也在逐步提高。对身份的理解更加深刻。开始将自己与别人比较，并意识到自己的长处是什么。

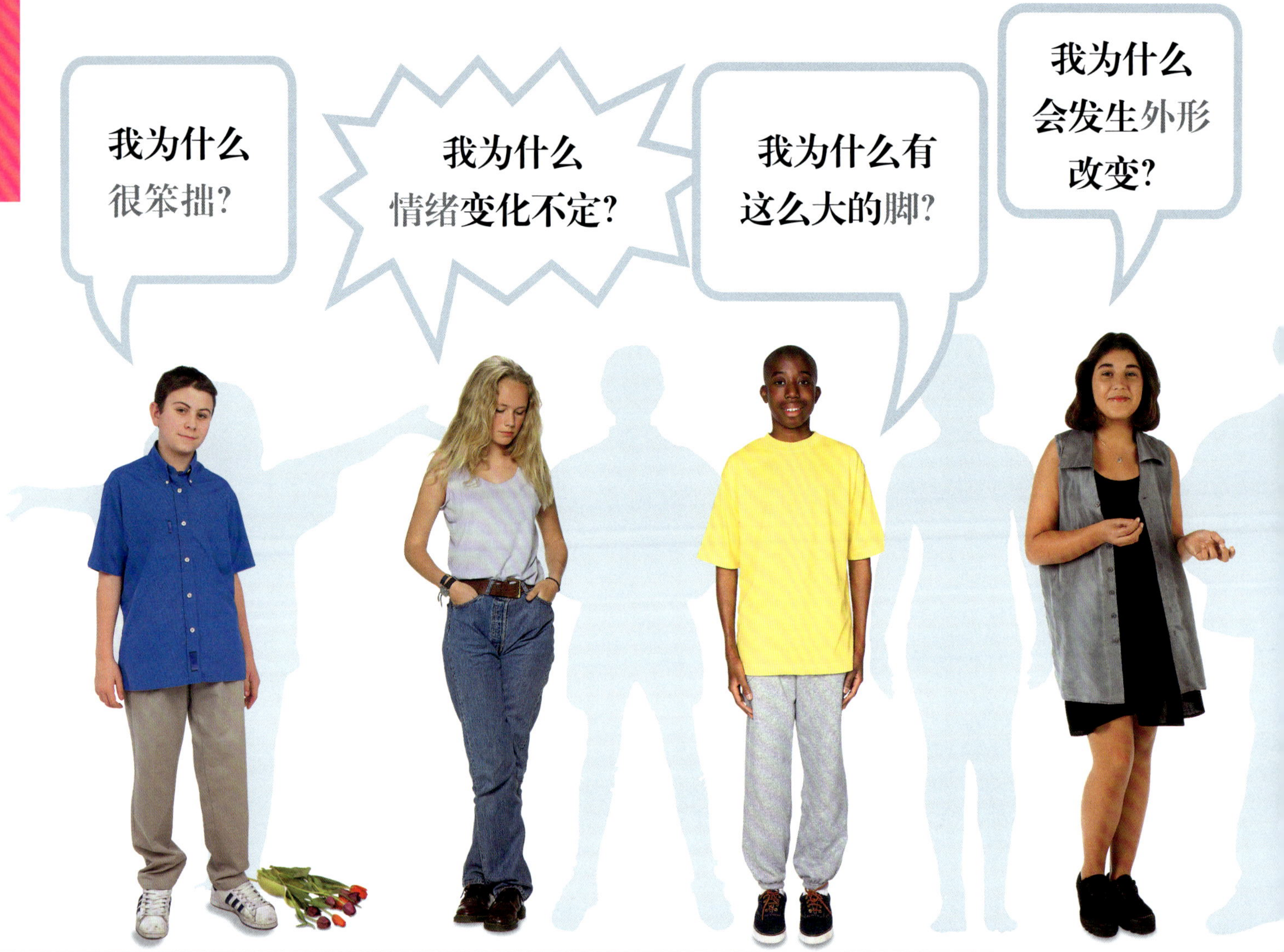
我为什么
很笨拙?
我为什么
情绪变化不定?
我为什么有
这么大的脚?
我为什么
会发生外形
改变?

11～12岁

这两年标志着**青少年**的开始——从儿童到成人的过渡时期。此时你进入了**青春期**，你的性器官开始发育，这个时期人与人之间的差异越来越大。青春期是一个人发生巨大变化的时期——不仅是身体上的，还包括精神上的变化。

女孩13～17岁

女性的性激素——**雌激素**由卵巢分泌，它可以导致11岁左右的女孩身高猛长，几年之内都会比同龄的男孩个子高。但是到了13～17岁这一时期，身高增长将不会超过6厘米。青春期通常开始于11或12岁，但早的可在8岁，晚的可为16岁。影响青春期时间的主要因素之一是体重：女孩当**体重**达到约45千克时开始来月经。

- 乳房开始发育
- 胳膊和腿变长，随后躯干长高
- 开始来月经
- 开始长阴毛，来月经约2年后开始长腋毛
- 髋部增宽，且一直长到青少年后期
- 激素的变化是情绪变化的部分原因
- 与家人在一起的时间减少，而与朋友在一起的时间延长
- **自我意识**更强
- 激素增长可能会引起痤疮

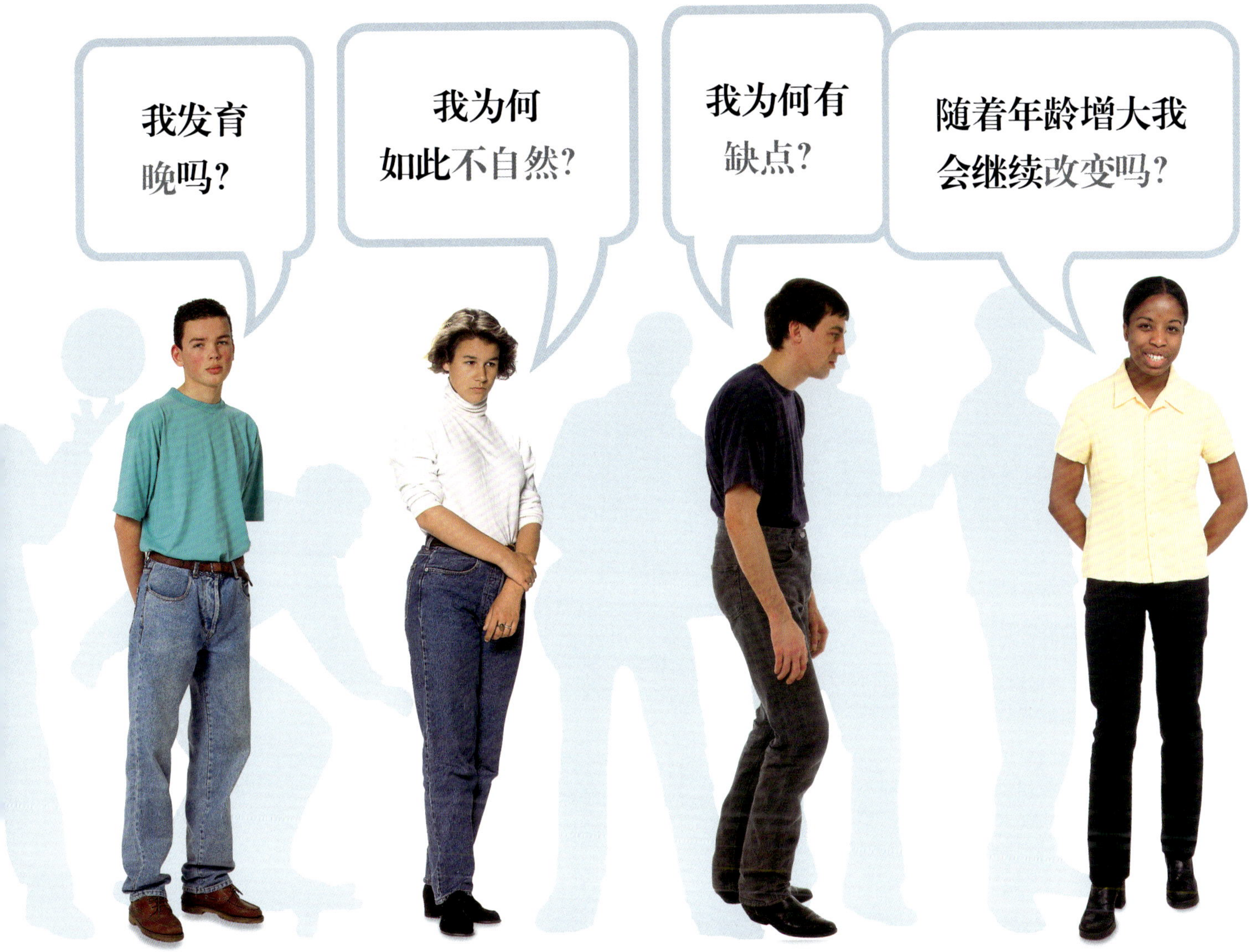

男孩13～17岁

男性的性激素**睾酮**由睾丸分泌，导致男孩在13岁左右身高猛长，1年内可长12厘米。发育**由外而内**，开始是手和脚，然后是胳膊和腿，接着是躯干。骨骼长得比肌肉快，使得人显得身材瘦长，大脑不得不重新学习如何平衡身体，这会使你变得很笨拙。在13或14岁时，即青春期开始后，你的体内开始产生精子。

- 长阴毛
- 开始产生精子
- 睾酮的激增导致你长痤疮
- 约1/3的男孩在青少年早期即睾酮水平升高前乳房轻微发育
- 往往声音突然变粗
- 长阴毛2年后开始在面部、大腿、胳膊和腋下长毛发
- 胸和肩变宽
- 脸外形改变，下巴更方
- 随着肌肉增长，身体越来越壮直至少年晚期

18岁以上

一旦到了青少年后期，大脑和身体不再如此快速变化，此时你变得更加具有自我意识、独立、自信。当你开始步入职业生涯、建立个人关系、追求个人幸福时，你的性格会不断改变。

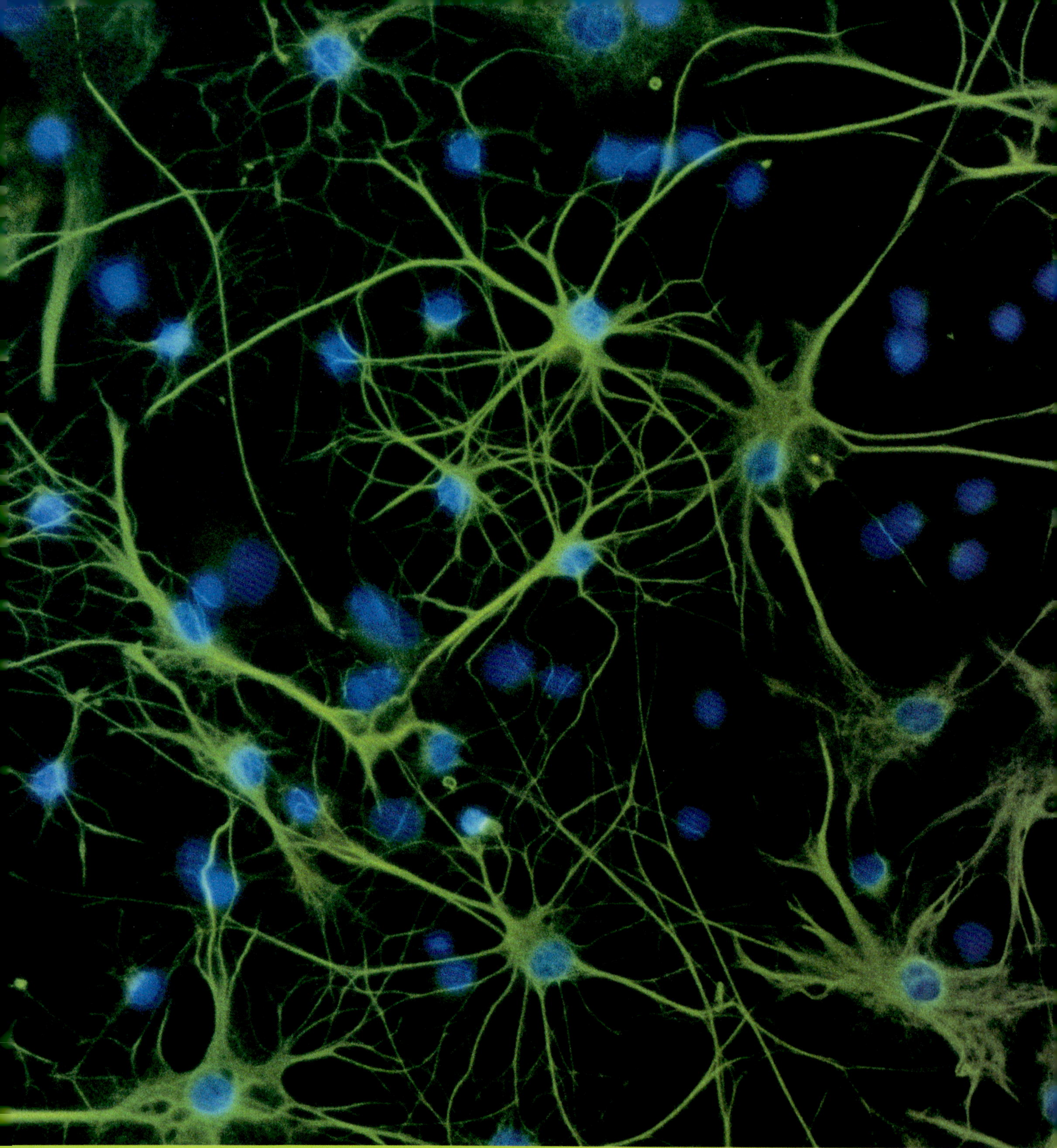

我的大脑是如何工作的?

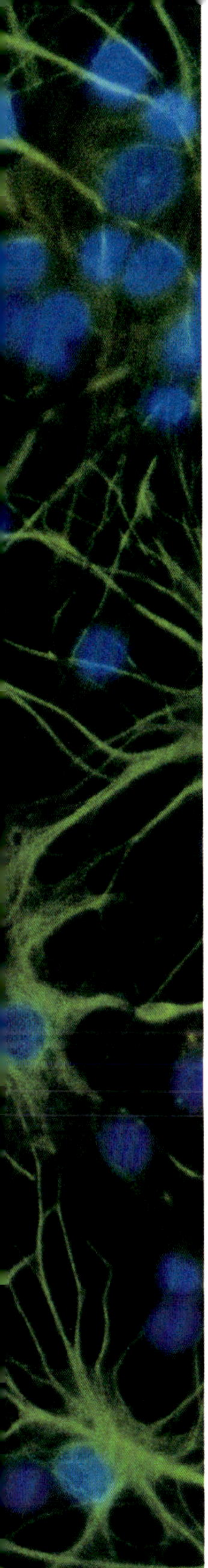

大脑是创造
真实自我的器官。

所有的想法、情绪、记忆——以及所看到和感觉到的所有东西——都汇集在这一团卷心菜般大小的组织中。

大脑如何精确地工作仍是一个谜，秘密似乎在于大脑是通过何种方式将100万亿个神经元连接在一起，形成一个比任何计算机都更加复杂的电路谜团。大脑不同于任何计算机，当你学习时，它在不断地进行着更新和改变。

大脑中的线路可能

据说**额叶**是负责有意识的思维、计划和自由意志的部位，但大脑的其他部位在这些功能中也有一定的作用。

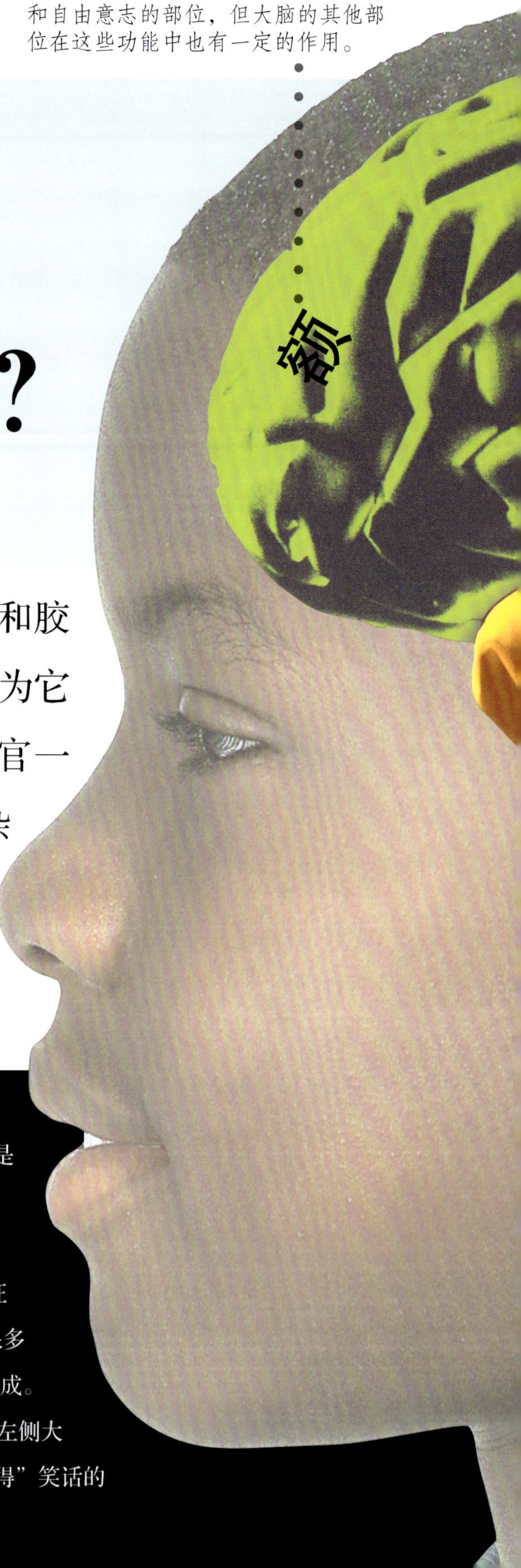

我的大脑是如何工作的？

大脑为淡红棕色，约2个拳头大小，质地和胶冻一样。其皱褶的表面分成不同的**叶**，过去认为它们担负着不同的任务，就像身体里的其他器官一样。虽然有一定的道理，但事实上大脑要复杂得多。大脑能够在许多叶中分配任务，当其受损时也可改变工作的方式。

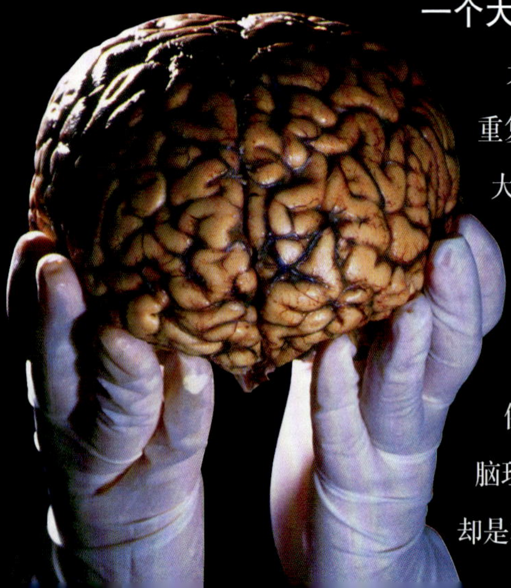

一个大脑还是两个大脑？

大脑的每个部分在两边都是重复的，因此实际上你的一个大脑可分为**两个大脑**。这两半看上去具有不同的特征和功能，且互相沟通。很多事情都需要双侧大脑来完成。例如，如果听到一个笑话，左侧大脑理解笑话的含义，但是“获得”笑话的却是右侧大脑。

比宇宙中的原子还多

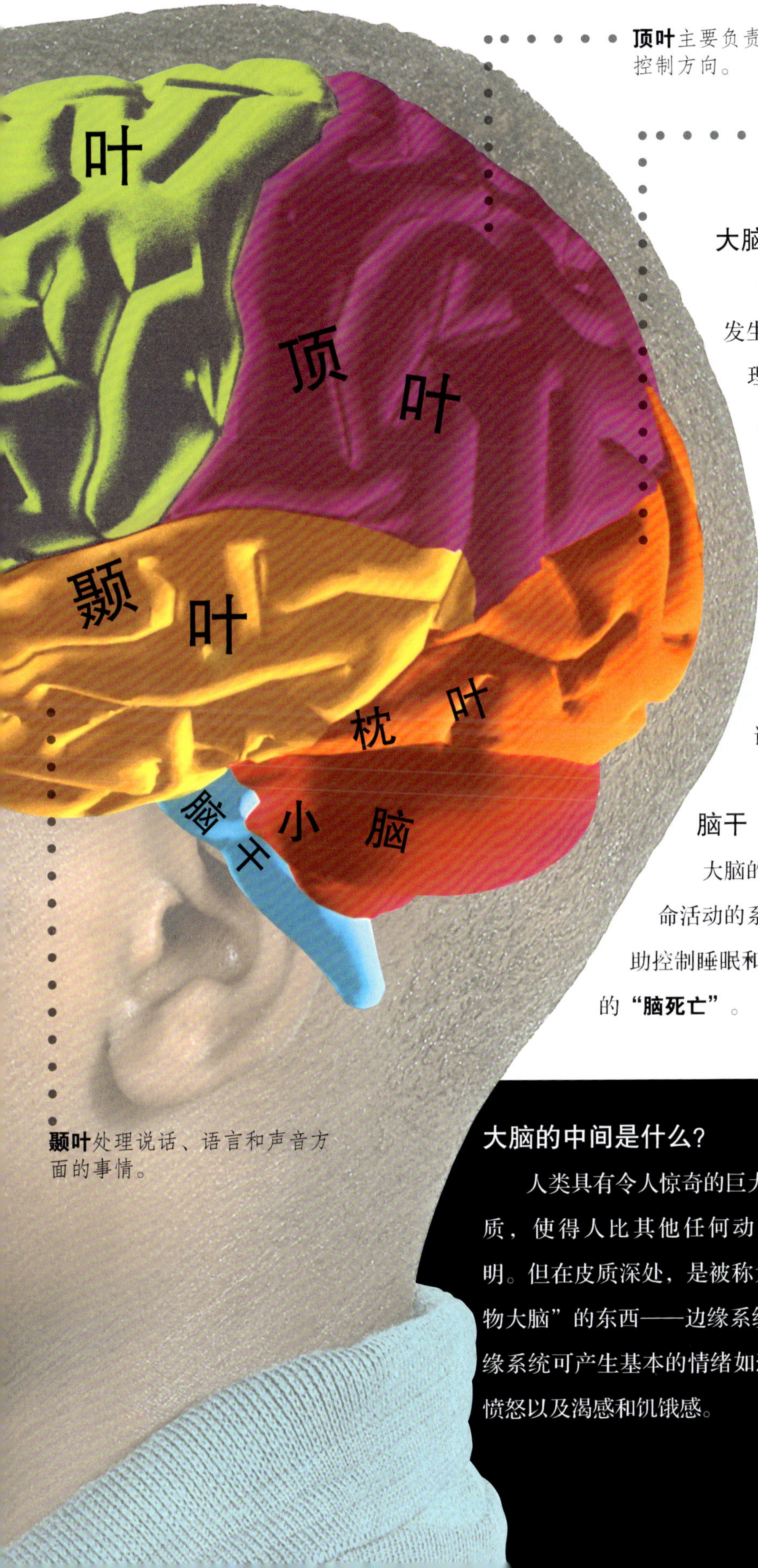

顶叶主要负责运动、知觉和控制方向。

枕叶的主要功能是处理从眼睛传入的信息。

颞叶处理说话、语言和声音方面的事情。

大脑皮质

大脑皱褶的外层称为大脑皮质。大脑皮质是**思维**发生的场所，主要分布在额叶。其他大部分皮质处理感觉器官获得的信息，特别是视觉和听觉。大脑皮质分为两半，如图所示各有四个主要的叶。

小脑

小脑帮助协调躯体**运动**，保持平衡。但像大脑一样，小脑也具有许多不同的功能，而不是专门只干一件事。近期的发现表明小脑在语言、视觉、阅读和计划方面也有作用。

脑干

大脑的最底部是脑干，是重要的维持基本生命活动的系统。如保持心脏跳动、肺部呼吸，帮助控制睡眠和排便。如果脑干停止工作，就是所谓的**“脑死亡”**。

大脑的中间是什么？

人类具有令人惊奇的巨大的大脑皮质，使得人比其他任何动物都聪明。但在皮质深处，是被称为“动物大脑”的东西——边缘系统。边缘系统可产生基本的情绪如恐惧、愤怒以及渴感和饥饿感。

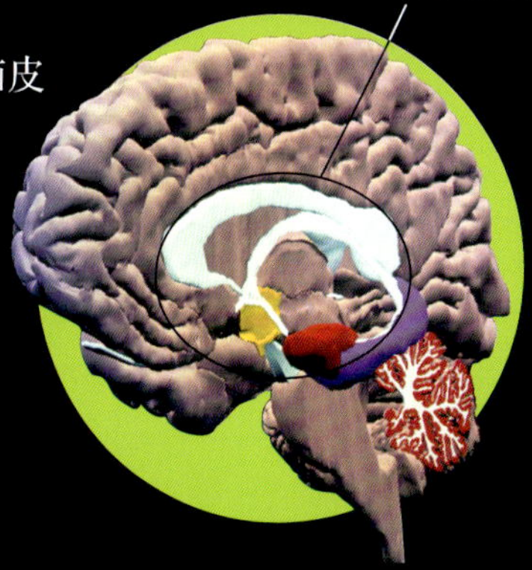

你的思想和行为有多少是

常见问题解答

什么是潜意识？

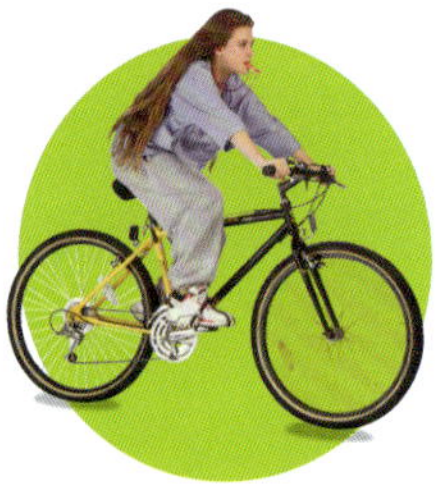

精神分析家西格蒙德·弗洛伊德关于许多事情的想法是错误的，但有一件事是对的：我们所做的许多事情是受大脑中隐藏的力量控制的，弗洛伊德称之为**潜意识**。潜意识工作时隐藏在事物表象背后，通常不会被意识到。例如，当你骑自行车时，潜意识负责不停地蹬车和把握方向，这样你就能有意识地自由思考其他事情。

我的世界与你的世界相同吗？

每个人关于世界的体会是**完全私密**的。没人能够体验你的思想和感觉。一些哲学家认为每个人都在以完全不同的方式看世界。例如，你看到的红色的东西，在别人眼里可能是蓝色的，尽管他们知道确实是红色。由于我们永远不可能透视别人的想法，所以我们永远也不知道这是否正确。

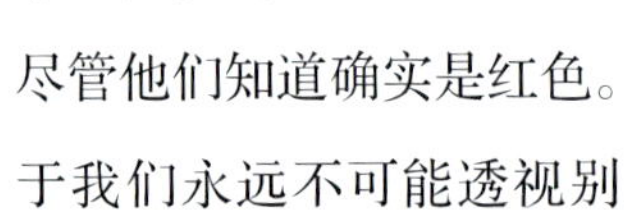

我的思想从何而来？

每个人大脑里面都有关于**内在自我**的体验。你的内在自我是真实的“你”——有你的思想和感觉、通过你的眼睛看世界、当你睡着时消失。似乎是你的内在自我在帮你做决定，那么，你能**控制**内在自我吗？

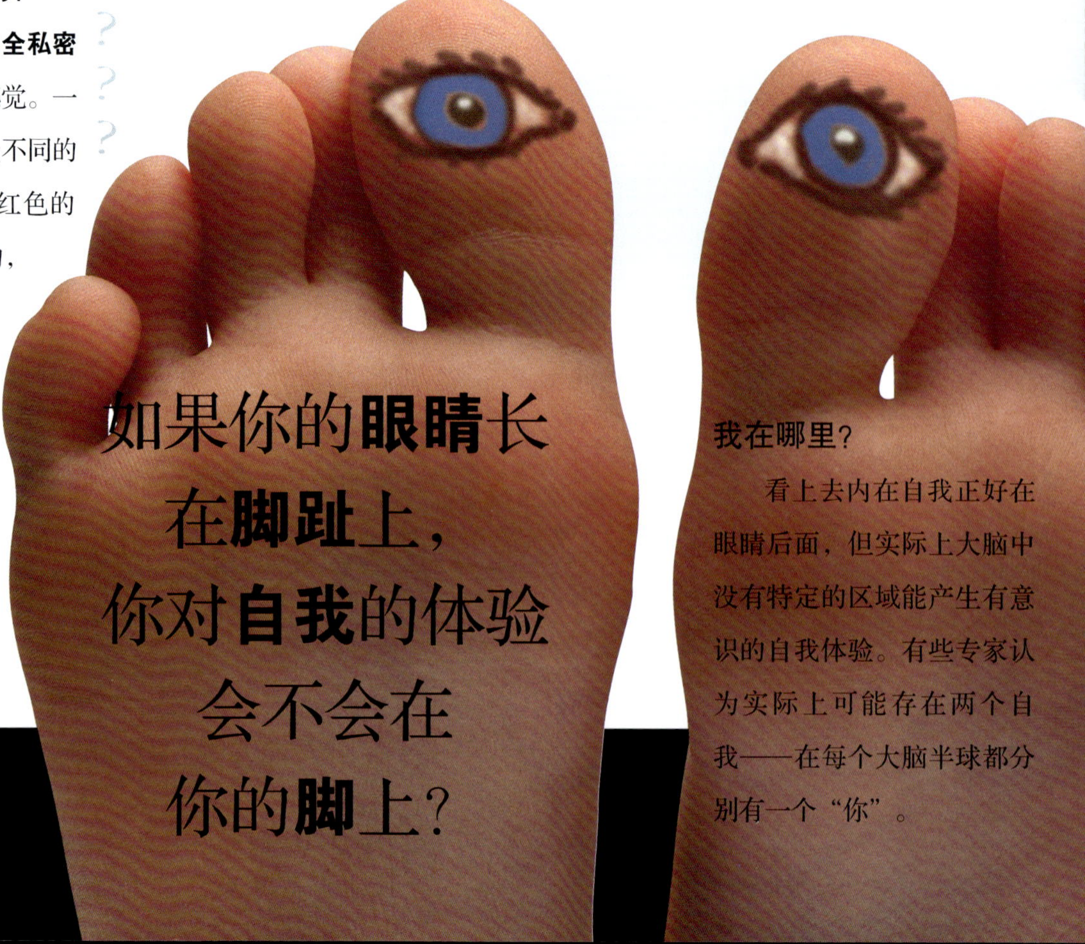

如果你的**眼睛**长在**脚趾**上，你对**自我**的体验会不会在你的**脚**上？

我在哪里？

看上去内在自我正好在眼睛后面，但实际上大脑中没有特定的区域能产生有意识的自我体验。有些专家认为实际上可能存在两个自我——在每个大脑半球都分别有一个“你”。

被隐藏的潜意识控制的？

为何做白日梦？

当你心烦或者心不在焉时，你可能会迅速游弋到内在世界，开始做**白日梦**。

心理学家认为我们每天要花费8小时做白日梦

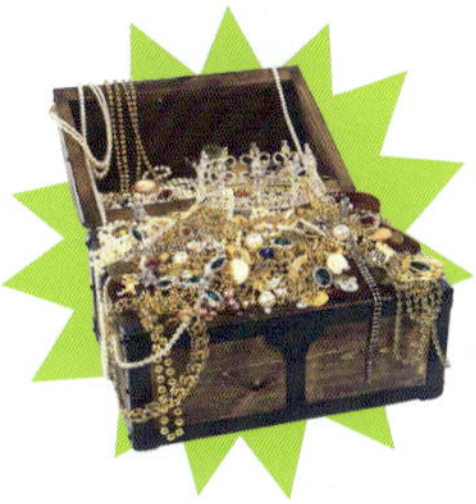

就像眨眼一样，白日梦每时每刻都在发生，只是我们没有意识到而已，做白日梦可能具有重要的功能。大多数人的白日梦是愉快的，在梦中他们能得到想要的一切——财富、成功、**感情**或者成为英雄。这些有积极意义的白日梦有助于鼓舞士气，激励自我。人们常常也会做**消极的白日梦**，特别是关于复仇的幻想。其实这样的梦有助于宣泄情绪，因而也是有利于健康的。

什么是意识？

当你清醒时你对感觉到的东西的确认就是**意识**。意识包括所有的传入感觉，由最高的感觉——视觉主导。意识包括个人的内在世界——这个你可以躲在里面，而其他任何人都不能进入的地方。思想、观念、体验、白日梦和想象都是意识的一部分。

常见问题解答

什么是想象？

白日梦可以不受控制地自由游弋，但同时你也能集中思想，控制脑海中的影像。当你开始想象时就是如此。例如，试着数数家中有几个房间。你可以通过想象你在家中走动来得到答案。

什么是内在的声音？

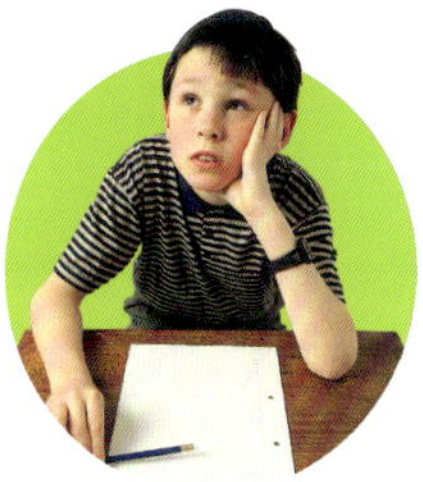

思想有时候以**内在的声音**而不是影像或体验表现出来。当你集中精力解决难题时，你自己会不停地嘟囔，就像把你的想法大声说出来一样。像这样自言自语并不意味着你精神有问题——这正是集中精力的一种方式。

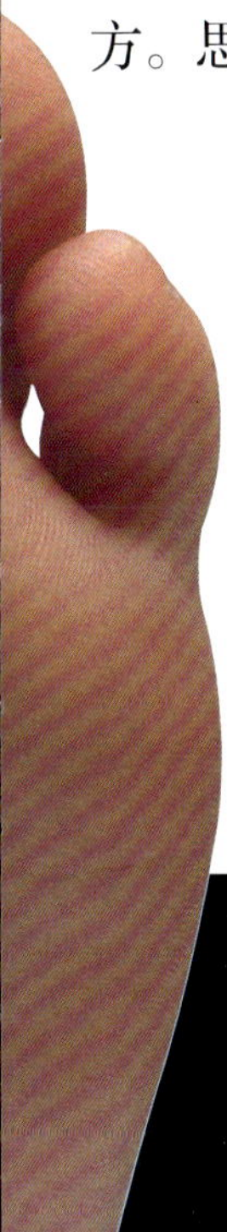

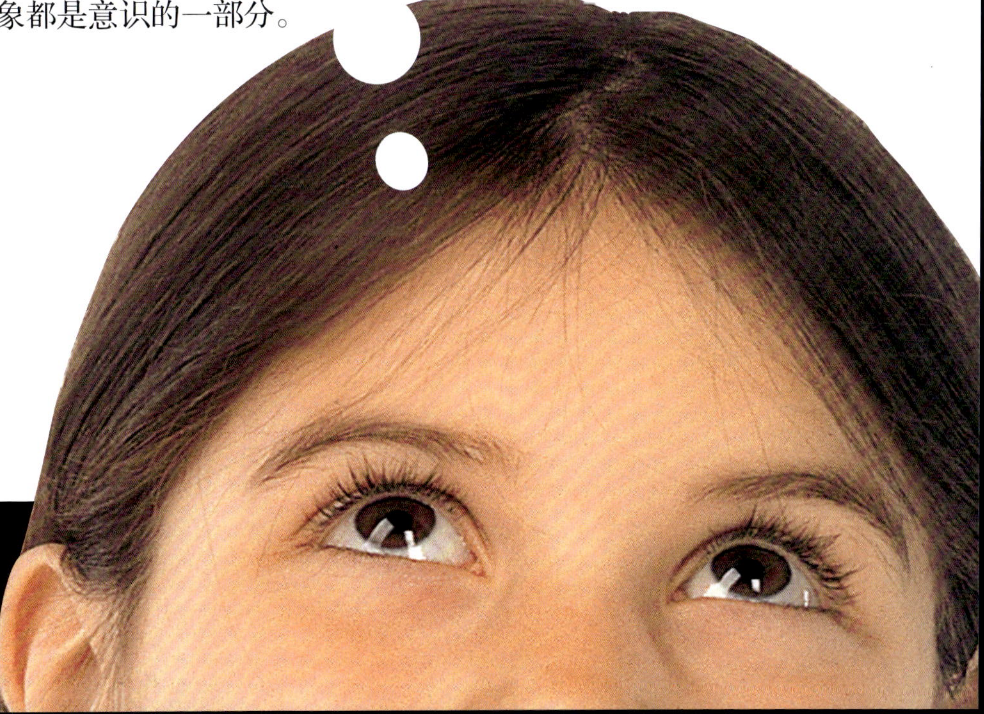

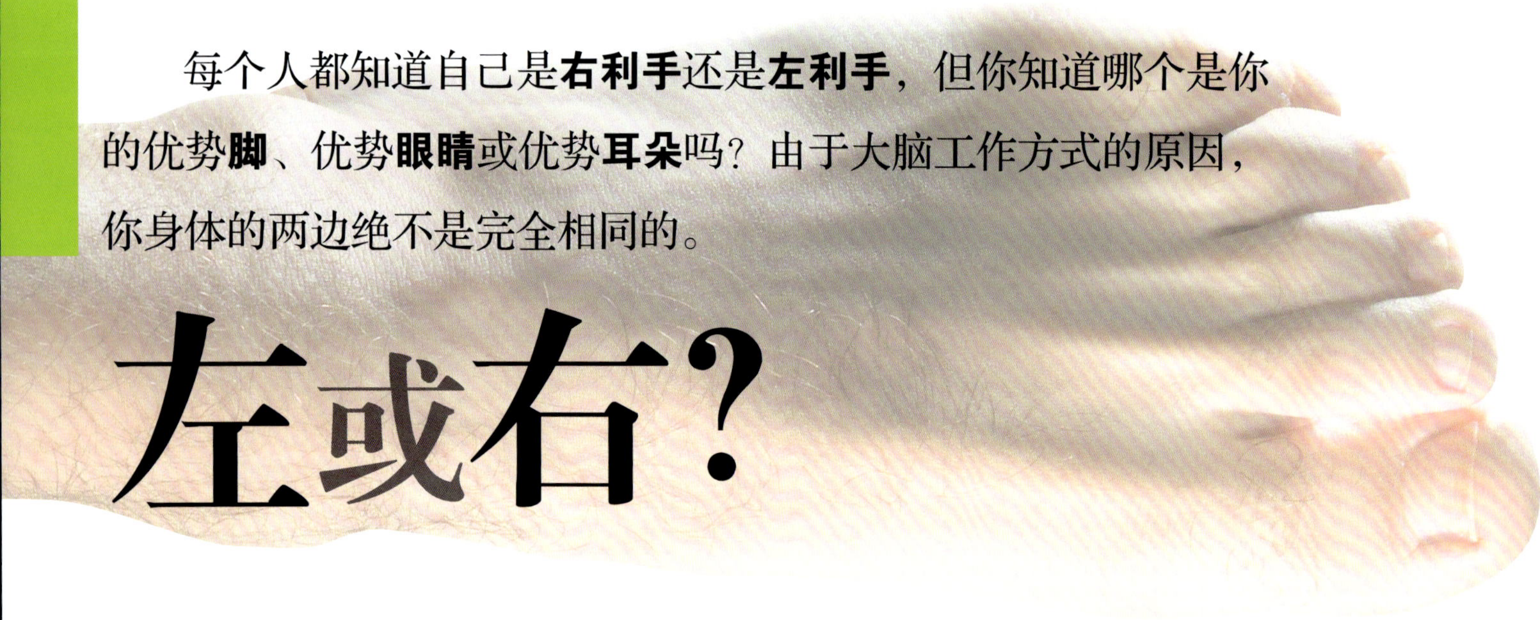

每个人都知道自己是**右利手**还是**左利手**，但你知道哪个是你的优势**脚**、优势**眼睛**或优势**耳朵**吗？由于大脑工作方式的原因，你身体的两边绝不是完全相同的。

左或右？

十指交叉、双臂交叉或盘腿时，你可能采用同样的方式，即左侧在上或右侧在上。存在这样的不对称是由于大脑是一分为二的，左侧大脑控制身体的右侧部分，反之亦然。许多工作——无论是体力的还是脑力的——都是一侧大脑占主导地位。

大多数人，左侧大脑……

- 主导语言特别是语法、写作或拼写
- 主导逻辑思维
- 擅长欣赏音乐的节律和音调
- 控制身体的右侧
- 处理右侧的视觉

右侧大脑……

- 主导空间思维
- 擅长欣赏音乐的韵律
- 擅长理解笑话、讽刺和比喻
- 擅长识别物体
- 控制身体的左侧
- 处理左侧的视觉

你的大脑哪一边占优势？

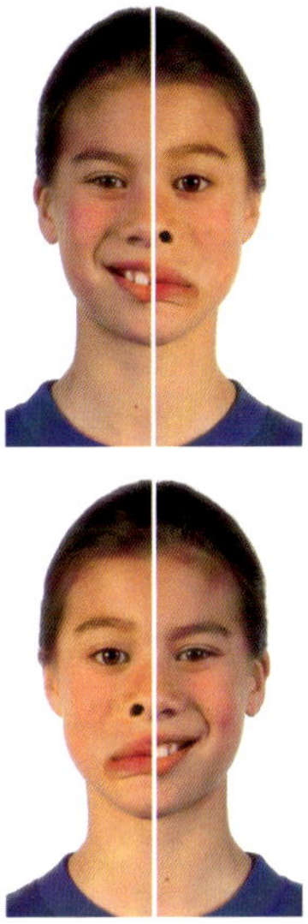

视觉试验

大多数人视野的一侧占主导地位。直接注视两幅图中的鼻子，其中一幅中的女孩是不是看上去更高兴? 大多数人发现上张图的表情看上去**更高兴**，因为其面对着我们的左半边脸正在微笑而左侧的视野往往是占主导地位的。

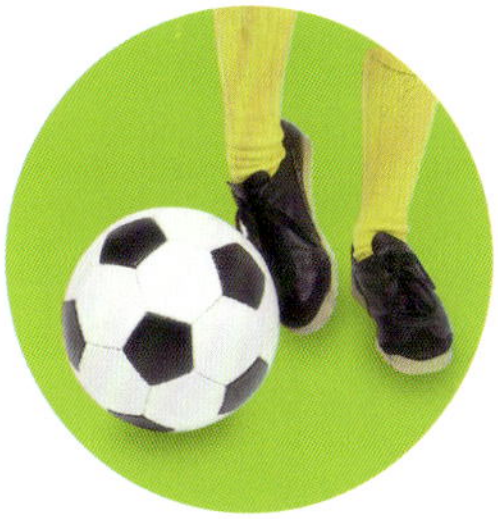

哪边是优势脚?

踢一脚足球就能确定你是左利脚还是右利脚。大约1/5的人是左利脚。而左利脚的人也可能是右利手。

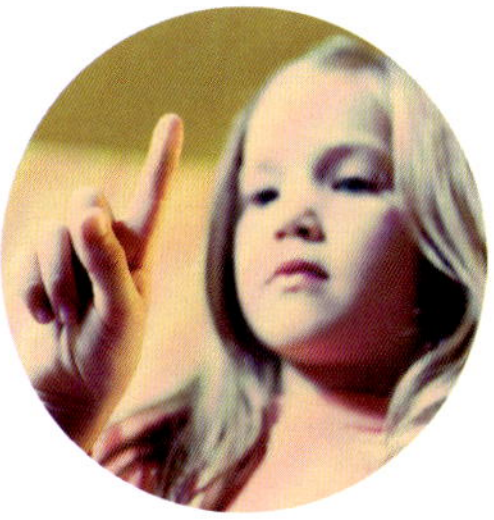

哪边是优势眼?

竖起一根手指，穿过手指看远处。一次闭上一只眼睛，当用弱势眼看时手指的位置会变动很大，而优势眼看时则基本在原位。

哪边手最好?

比尔·克林顿（美国前总统）、**保罗·麦卡特尼**（前甲壳虫乐队成员）和**欧普拉·温弗莉**（美国著名脱口秀节目主持人）有什么共同点? 像世界上10%的人一样，他们都是左撇子。科学家仍未发现导致人们成为左利手或右利手的原因。同卵双胞胎最可能有相同的取向，但实际上有时并不一样，这表明基因不是唯一的原因。只有婴儿能够从一侧优势转为另一侧，到2岁时就有了倾向性并持续一生。奇怪的是，许多人不是完全的右利手或左利手。例如，有些右利手的人用左手扔东西更好。

大多数人是右边嘴优势型——倾向于用嘴的右边咀嚼。

测试你的手

能用双手的人称为双利手。当然，也可以通过锻炼来达到双利手，比如练习弹

左手从此处开始

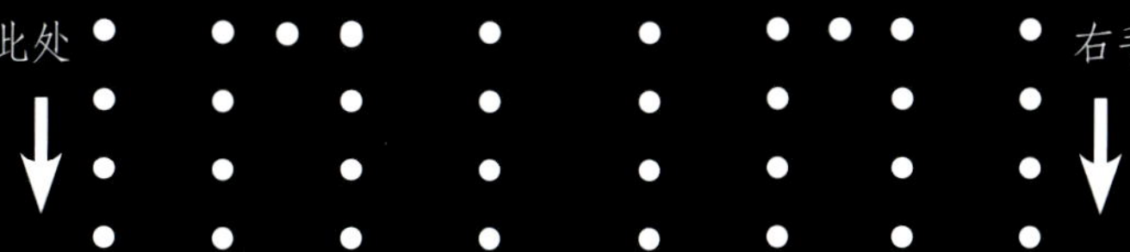

右手从此处开始

请用30秒的时间观察这些面孔，然后翻到54页、55页。

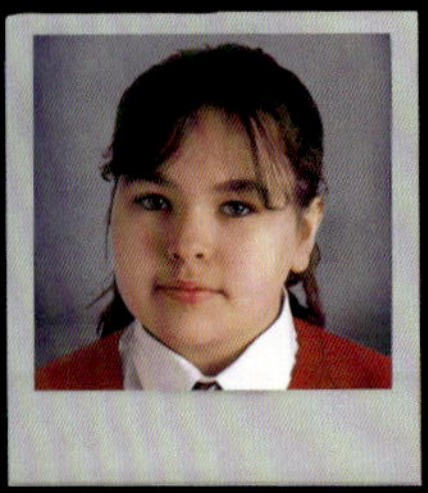

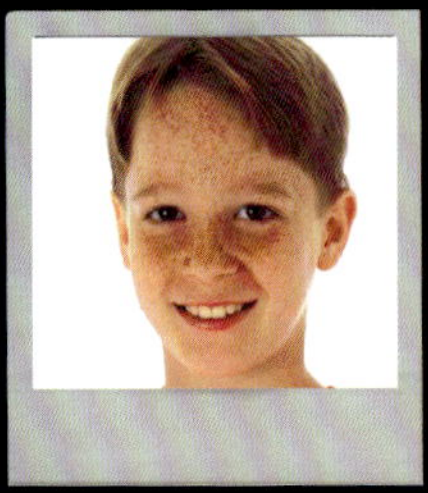

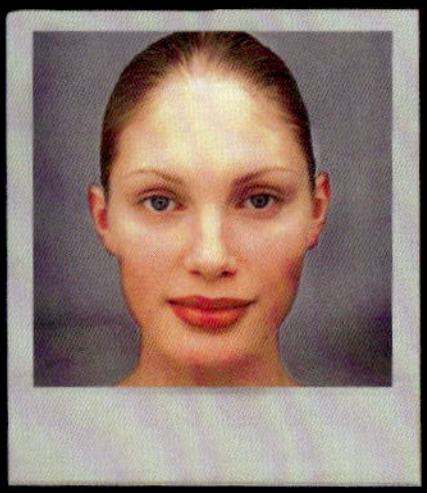

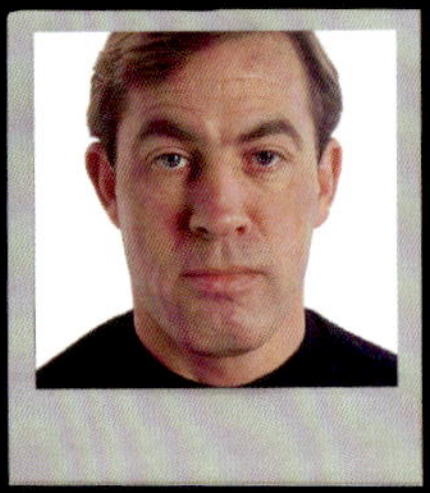

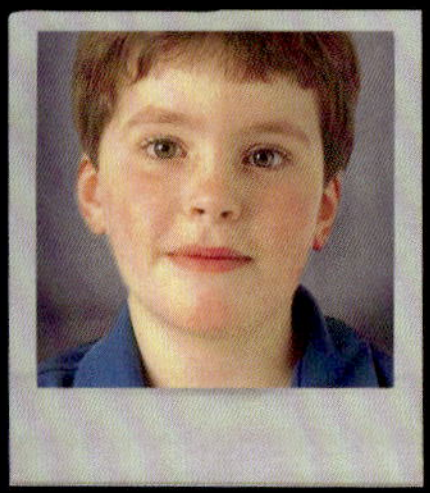

记忆

常见问题解答

记忆存储在何处？

大脑中没有特定的地方来存储记忆。然而大脑有个部分叫**海马体**（形状像海马），它在记忆中起关键作用，可将短期记忆转化为长期记忆。如果海马体受损伤，就会患健忘症，意味着不能存储新的记忆或不能回忆过去。

你在何处，当……

……乔治·弗洛伊德于2020年5月25日在美国明尼苏达州被一名警官杀害？你能记起你听到这个消息时你和谁在一起，正在做什么吗？大脑更加容易记住令人震惊的事件，因为强烈的情绪变化使得记忆更加生动、更为详细、更易于回忆。

四种记忆

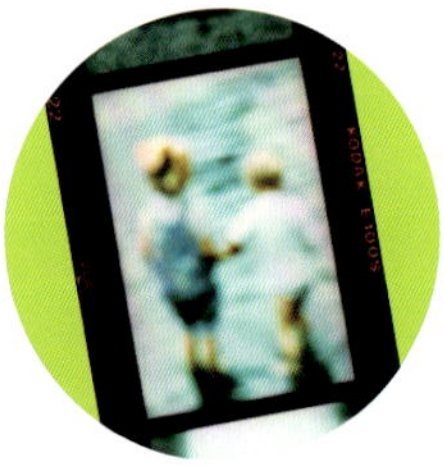

短期记忆

闭上双眼，试着回忆你读过的最后的句子。这时你所应用的是短期记忆，只能持续数秒或数分钟，然后消退，但短期记忆在读书或看电影时很重要。

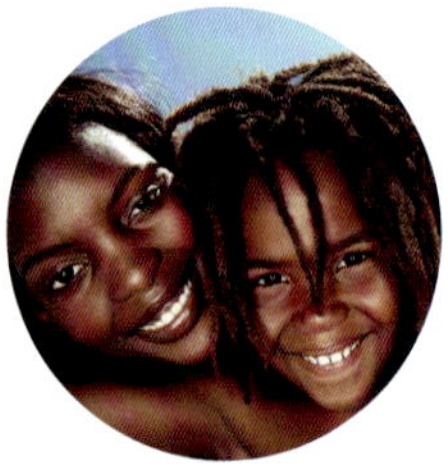

长期记忆

你去年的春节得到了什么礼物？这时你所用的是长期记忆。长期记忆可持续终生。强烈的情绪，如笑话或震惊可在长期记忆中留下永恒的记录。

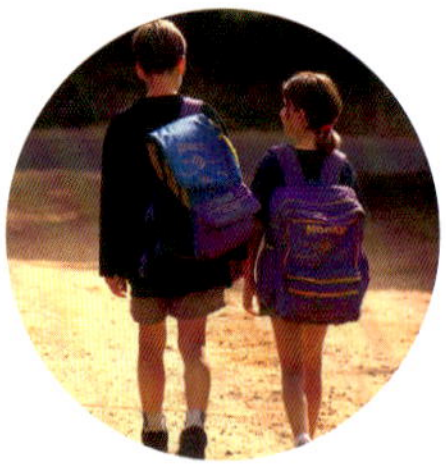

片段记忆

暑假时你去了哪儿？片段记忆就像思维日记，在上面有**日期和时间**，包括整个经历，以及你的所见所感。

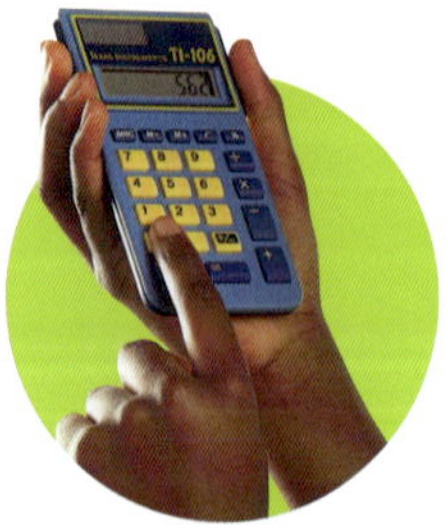

事实记忆

世界上最高的山是什么山？现在应用的是事实记忆，是长期记忆的一种，是存储你在学校所学知识的地方。你需要不断**加强**事实记忆，否则会逐渐消退。

看看能不能发现新的面孔。

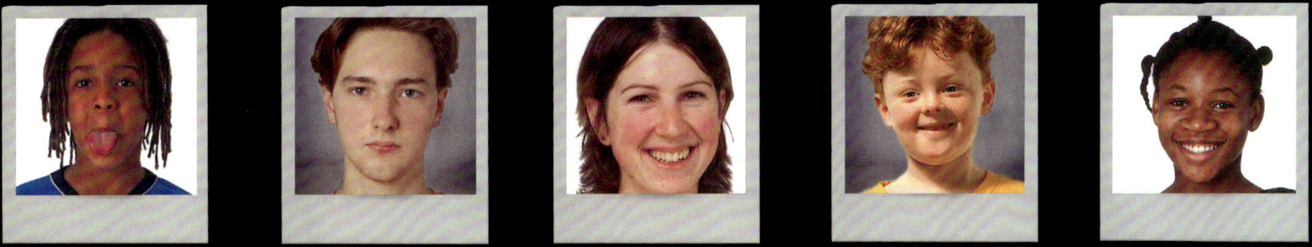

有些记忆随着时间而消退，而有些则在大脑中留下永恒的印迹。你生命的头3年可能是**空白的**，在那以后你的记忆会储存起来。无论你是否能记起，你的每一个经历都会在大脑某处留下印象。

如何增强记忆？

有许多方法可以增强记忆力。一个记住在学校所学知识的好办法就是在阅读时做笔记。这样你就能把注意力集中在最重要的地方，有助于记忆。另一个有效的技巧是在1天、1周、1个月后重新阅读笔记。每次重复记忆后，这些记忆就更**容易被唤起**也能储存更长时间。

记忆技巧

记忆术是应用韵律和词语来帮助长期记忆的一种技巧。它是将无趣的信息与一些好记的事物联系起来。例如，采用以下记忆法可记住太阳系行星英文单词的顺序：

“My very educated mother
just served
us noodles”

每个单词的第一个字母代表一个行星，从距离太阳最近的行星开始：Mercury（水星）、Venus（金星）、Earth（地球）、Mars（火星）、Jupiter（木星）、Saturn（土星）、Uranus（天王星）、Neptune（海王星）。

要记住一组英文数字，可将每个数字转化为头脑中的押韵的物体，如：

1. bun（小圆面包）
2. shoe（鞋）
3. tree （树）
4. door（门）
5. hive（蜂巢）
6. sticks（棍）
7. heaven（天空）
8. gate（大门）
9. wine（酒）
10. hen（母鸡）

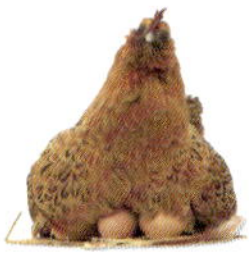

然后将物体联系起来组成一幅想象的场景。例如，要记住1066年，可想象为两根棍子从一只母鸡的耳朵里伸出来。

常见问题解答

对不起，我忘了

忘记和回忆同样重要。如果大脑没有忘记，记忆可能被一些无关的细节所阻滞，不能顺利思考。因此大脑通常会筛选出有趣或不寻常的信息，去除其他的无用信息。

有拥有照相式记忆能力的人吗？

有些人具有令人惊奇的记忆能力，例如在瞥一眼后就能说出一副牌中所有牌的顺序。但是他们不是具备照相式记忆——他们只是通过训练掌握了很多高明的记忆技巧。照相式记忆可能并不存在。

你能指出新面孔吗？大脑具有与生俱来的识别面孔的能力，

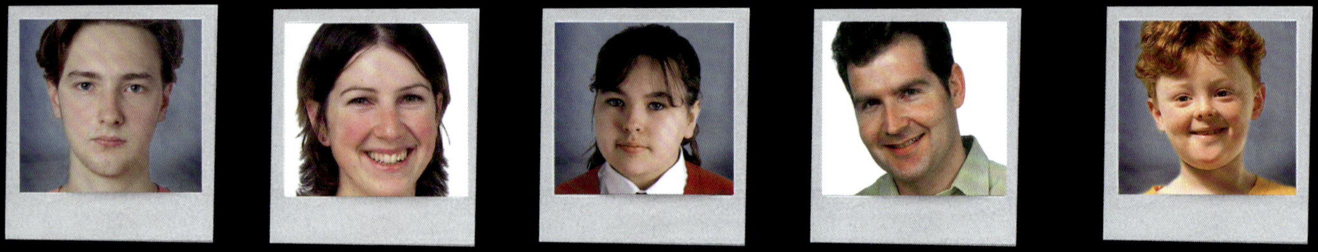

测试你的记忆力

试着完成以下测试，看看你的记忆力如何

1 **你对词汇的记忆力怎样？**

- 花30秒记住下面12个词汇。
- 合上书，一分钟后试着默写出来。
- 检查一下做得怎么样，然后翻到第94页看看对结果的解释。

提示：将这些词汇想象成一幅场景会帮助记忆。

纸　沙拉　杯子
胡萝卜　醋
椅子　呕吐
地毯　灰尘
小卵石　果酱　骆驼

7 2 8 3 4 5

一串数字比词汇或是图像

你会发现这个测试非常简单。

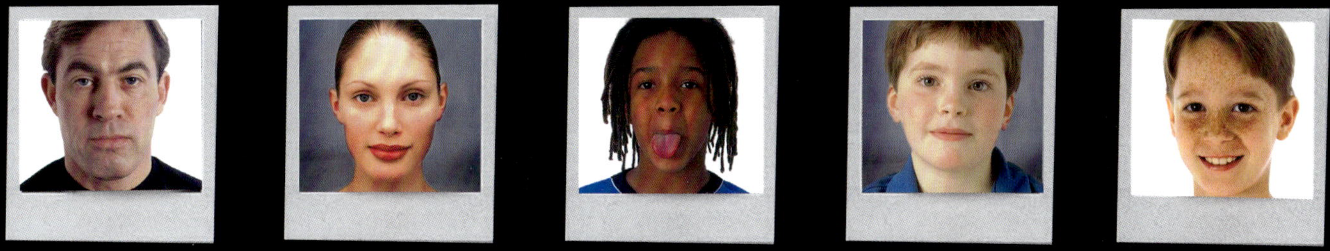

2 你的视觉记忆怎么样？

- 花30秒记住托盘中的物品。
- 合上书，1分钟后写下你所看到的所有物品。
- 检查一下做得怎么样，翻到第94页看看对结果的解释。

提示：在记忆中给这个托盘画幅素描会帮助记忆。

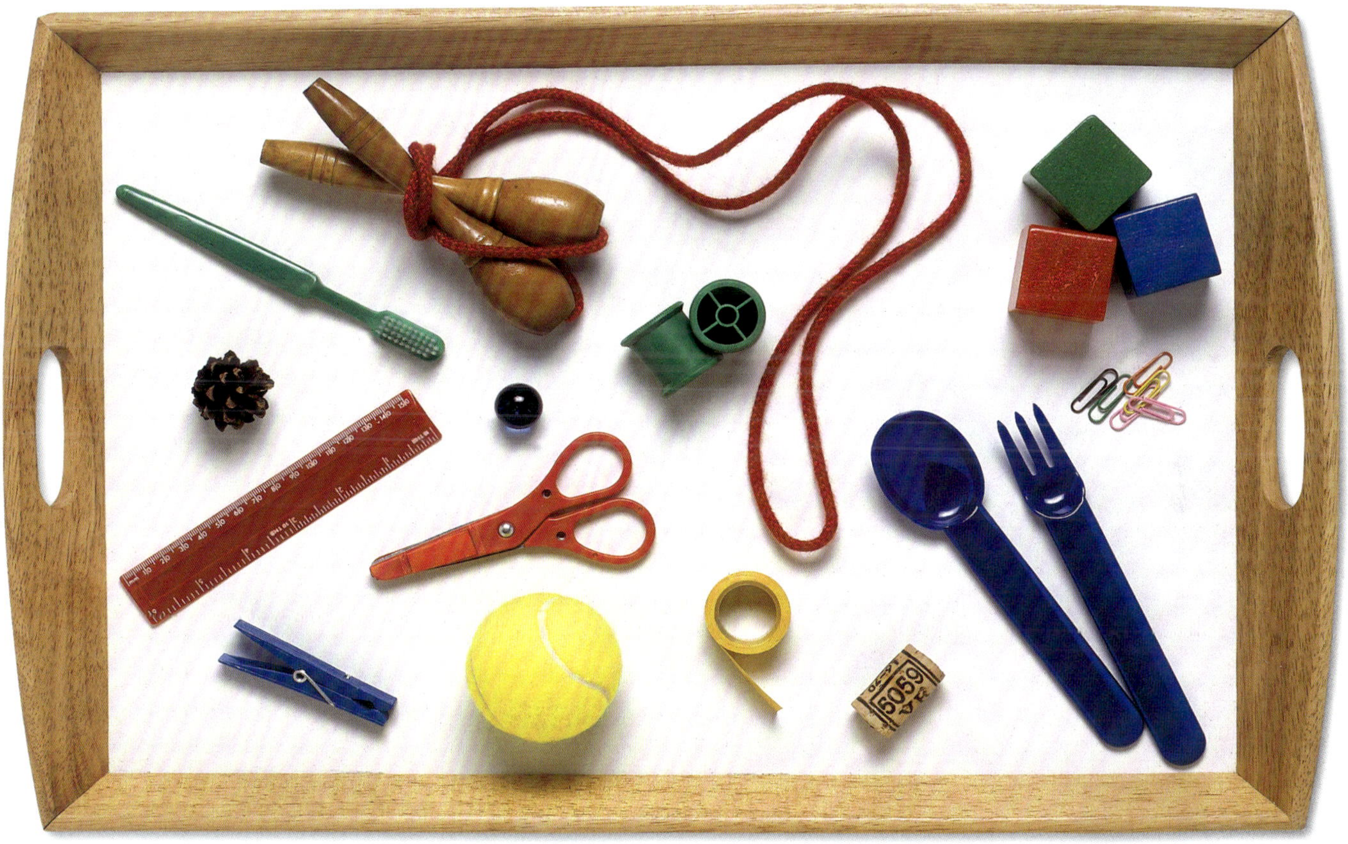

736

更难于记忆。

3 数字游戏

- 花15秒记左边的数字。
- 合上书，1分钟后写出来。
- 检查结果，翻到第94页看看对结果的解释。

提示：默念这些数字。

常见问题解答

何时学得最好？

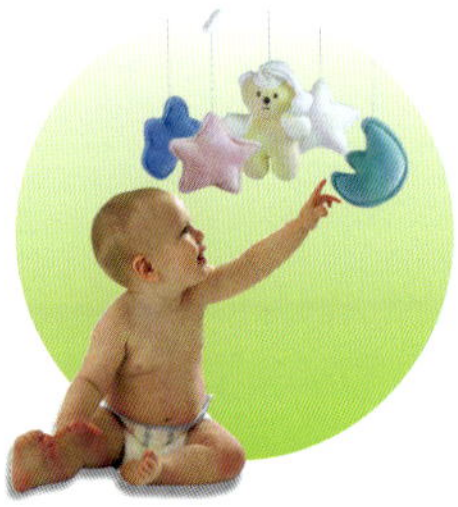

学习某些东西最好在特定的年龄——也就是**关键时期**。**学习用眼睛看**的关键时期是出生后的第1年。婴儿第1年如果眼睛不能正常工作，即使以后眼睛变好，也可导致永远失明。**学习说话**的关键时期是出生后的头11年。在这期间能流利地学会任何语言。

为何实践出真知？

躯体技能如滑冰或驾车包含着特殊的学习方式，需要应用脑的一部分即小脑。当你开始学习一种复杂的躯体技巧时，需要努力思考如何应用每一块肌肉，然后应用大脑皮层来有意识地移动躯体。然而经过一段时间的**练习**，这项运动已变成了你的第二天性。这时你的小脑就把这一技能接管过来，像自动驾驶仪一样操控你的身体。

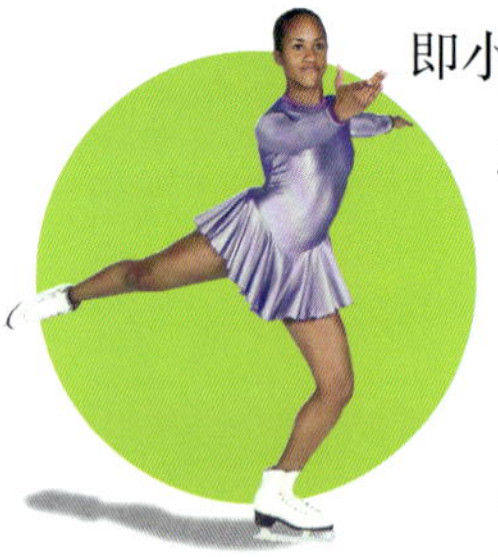

我能改变我的大脑吗？

人的大脑是**可塑的**——大脑学习和适应的过程不是像电脑改变其软件一样，而是像改变其硬件一样。你出生时几乎所有的1000亿个脑细胞已各就各位，但是这些细胞之间的**连接**却可以在生活中改变。大脑的学习过程是通过改变旧的连接、建立新的连接，从而不断制造新的通路来完成的。

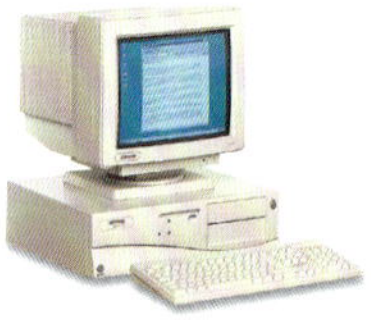

你遇到的人、访问过的地方、看到的事物、学会的技能，甚至做过的梦——所有这些都能改变大脑的**物理结构**。你毕生的经验都会在大脑错综复杂的连接网络中留下记号。

没有人拥有与你相同的生活，也不会有人拥有与你相似的大脑。

如果不断练习，

无论你是想要学会一种新的技能，还是要记住什么东西，都会迫使大脑发生重新连接。每次运用这种技能或更新记忆，都会**强化**这个新的通路，就像原野上的小路越踩越清晰一样。

大脑何时变化最大？

人的大脑一生都在发生变化，但是有几段时间变化的速度特别快。在人生的头2~3年，婴儿的大脑细胞以惊人的速度产生连接。但是3岁以后，大脑开始进行精简，去除不需要的连接并**杀死**不用的**脑细胞**。另一个连接快速增长的时间是11~12岁，正好是青春期以前。在青春期阶段，新的连接被再次精简。

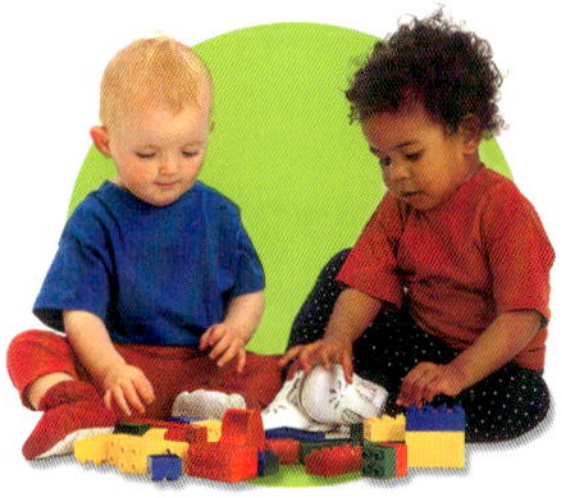

我能训练大脑吗？

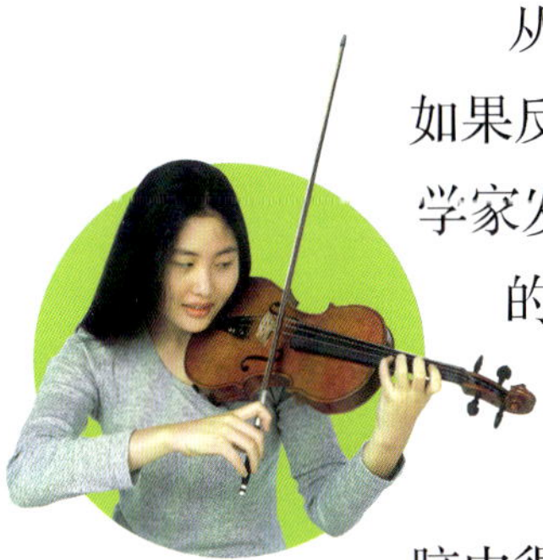

从某种意义上来说，大脑就像**肌肉**一样。如果反复锻炼某个部分就会使该区域增强。科学家发现小提琴演奏家的大脑中用来控制左手的区域远大于常人。因为左手按压琴弦的工作比较频繁、复杂，而右手拉弓弦则相对简单。同样，阅读盲文的盲人其大脑中很大的区域分配给了触觉。

常见问题解答

睡觉有助于学习吗？

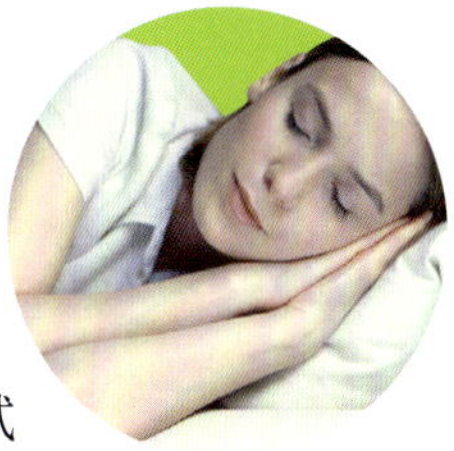

如果你试图达到电脑游戏大师的水平，或者试图熟练弹奏一段复杂的钢琴旋律，你可能会发现当你将其束之高阁去睡觉，第二天早晨再做时会简单一些。神经科学家认为睡眠和学习之间具有某种联系，特别是对于需要练习的运动技能。还有证据证明睡眠有助于应对智力方面的挑战，例如数学难题。

保持注意力集中

学习与**注意力**关系密切。大脑只有在对信息感兴趣且加以关注后才能获取知识。如果你疲倦了，或无精打采且开始走神，你很快就会学不下去。

大脑能自我修复吗？

中风或外伤导致大脑损伤的患者往往可以**奇迹般地恢复**。中风可以导致瘫痪并且不能说话，但几个月以后可能又能行走和交谈。发生这种情况的原因是大脑是可塑的。例如，如果左侧大脑半球的语言中枢受损，右侧大脑半球可学会做同样的工作。

大脑会变得更强、更快。

我是天才吗？

常见问题解答

什么是智商（IQ）？

IQ测试是最著名的检测智力的方法。可检测空间、语言和数字方面的能力，并给出一个总的分数。IQ测试最初是为学校中学习有困难的孩子设计的。这项测试可以明确地指出你在学校中各方面的表现如何，但并不能推测出你在生活中的表现。

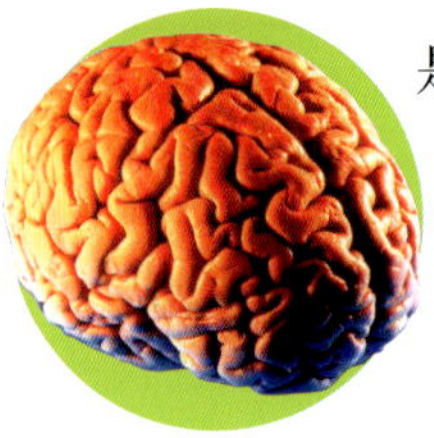

IQ是先天的吗？

有关同卵双胞胎的研究表明，在稳定、富足的家庭中长大的儿童的IQ差异源自**基因**。然而，在社会地位低下的家庭中长大的孩子，IQ的差异绝大部分是由于**环境**造成的。虽然结果存在矛盾之处，但说明基因和环境均可对IQ产生影响。

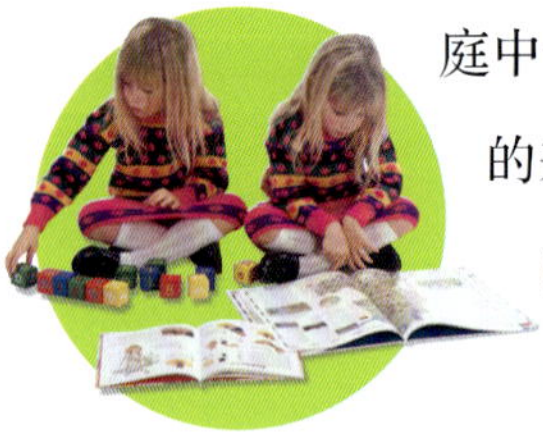

你最擅长什么？

智力可以表现为许多不同的方面，如在数学方面表现如何，或是否擅长用语言表达自己。下面几页的测试会给你一个结论，那就是你最擅长的是什么。

空间思维能力

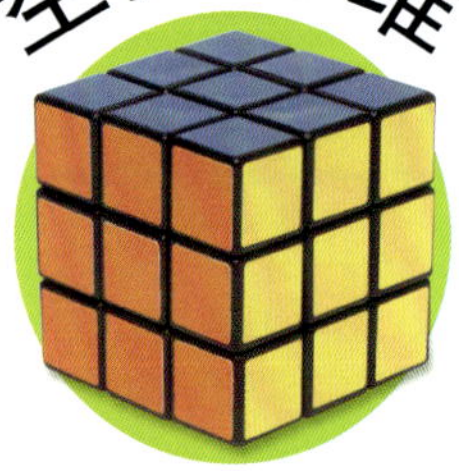

空间思维的意思是能够**用头脑想象出**物体的形状，并知道将其旋转后的结果如何。这种能力在研究机械和察看地图时非常有用。平均而言，男孩的空间思维能力优于女孩，但对于个体，也有空间思维能力极其优异的女孩。

语言能力

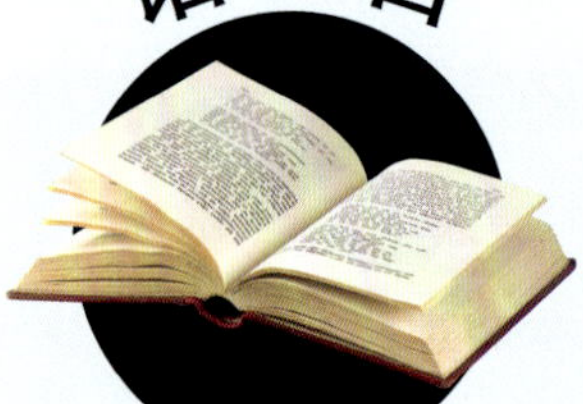

一般用来测试阅读和写作能力。拥有较高语言能力的人阅读速度也较快，更容易**获得信息**。同时也能更好地用写作来表达自己。平均而言，女孩的语言能力优于男孩，而个体表现不一，有极具语言天赋的男孩。

实践10000个小时，

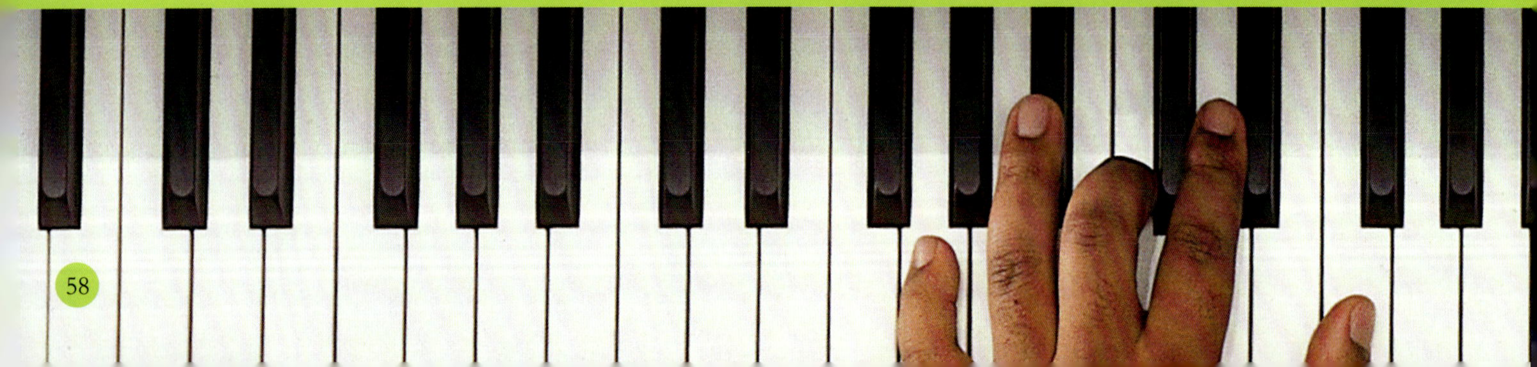

更聪明的人仅仅是知道得更多吗，或者是具有解决**逻辑难题**的能力，还是具有非凡的**想象力**？这些能力是天生的，还是从实践中得来的呢？

数字能力

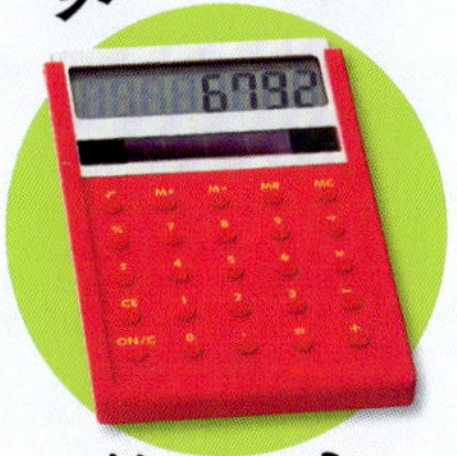

有较高的数字能力的人表明其拥有一个逻辑思维能力强并且善于分析的头脑。如果你觉得数学比较容易，说明你的数字能力较强。部分人虽然语言能力一般，但数字能力却较强。

横向思维能力

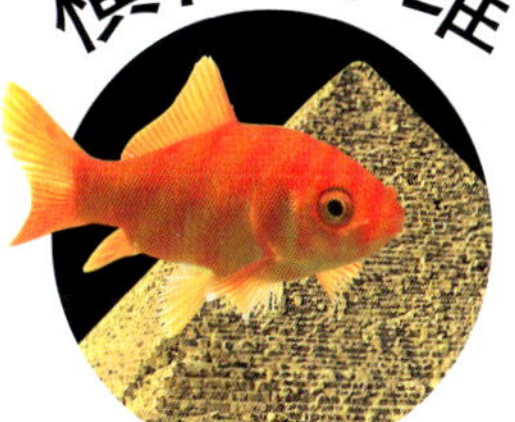

横向思维的意思是能够应用**想象**来解决没有合理答案的难题。横向思维是非常困难的。如果你擅长横向思维，那么你就具有非凡的创造力。

情绪控制能力

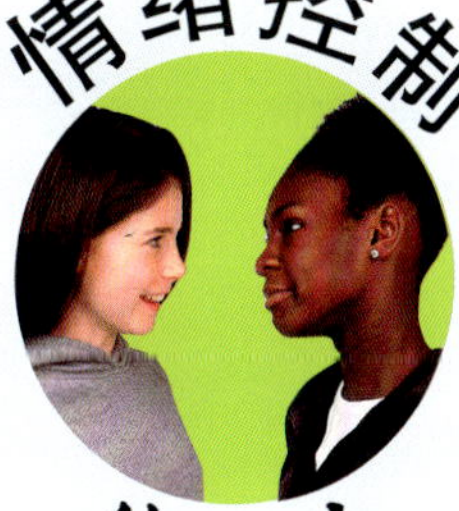

如果你擅长了解别人的感受和想法，那么你的情商就较高。情商高的人往往在生活中非常成功，即使他别的方面的能力一般。

常见问题解答

IQ能改变吗？

IQ并不是一成不变的。如果你在学校努力学习，你的IQ就会**提高**。全体国民的IQ在过去的20世纪中呈上升趋势可能就是由于教育的进步。日本的平均IQ在过去50年内增加了12个百分点。这一变化再次证明环境对IQ具有相当大的影响。

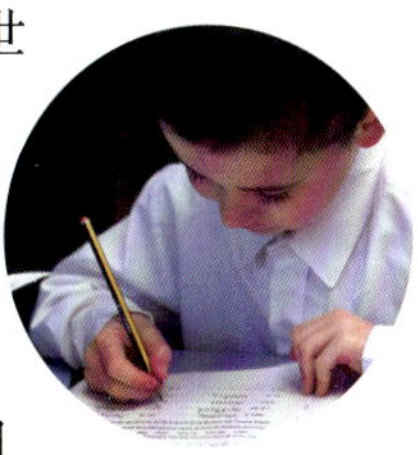

如何才能成为天才？

天才指的是在一个领域具有卓越天赋的人。阿尔伯特·爱因斯坦可能是有史以来最伟大的科学天才。在他去世后，专家剖开他的大脑来看有何特殊之处，结果看上去与常人无异。更奇怪的是，爱因斯坦在学校学习成绩并不好，而且憎恶他的老师。秘密可能是他对科学的执着追求。**执着**是所有天才的共同特征，他们往往从孩童时显示出这种个性。

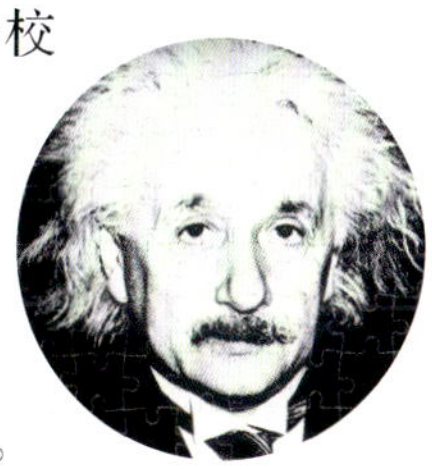

你就能成为专家。

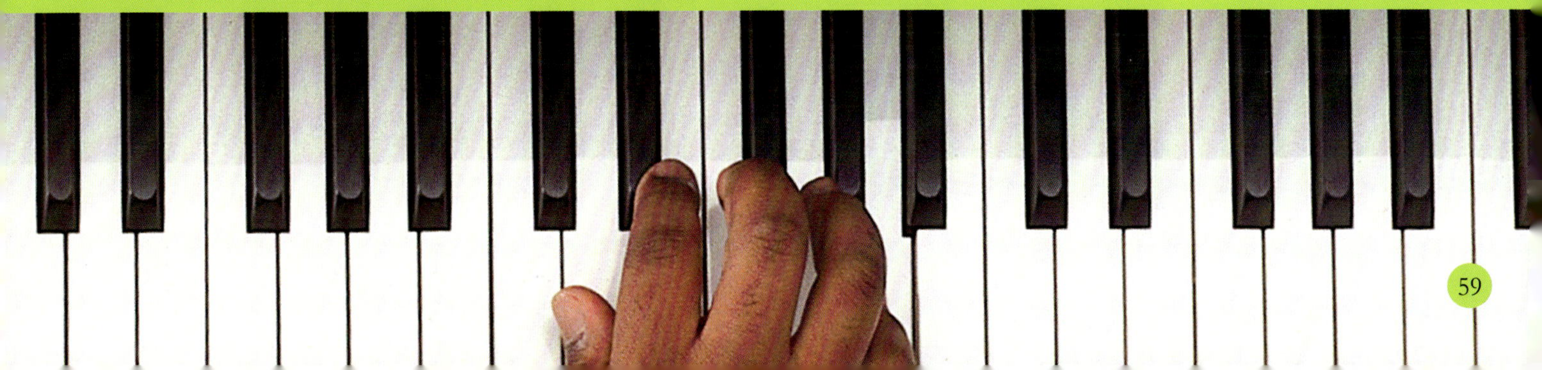

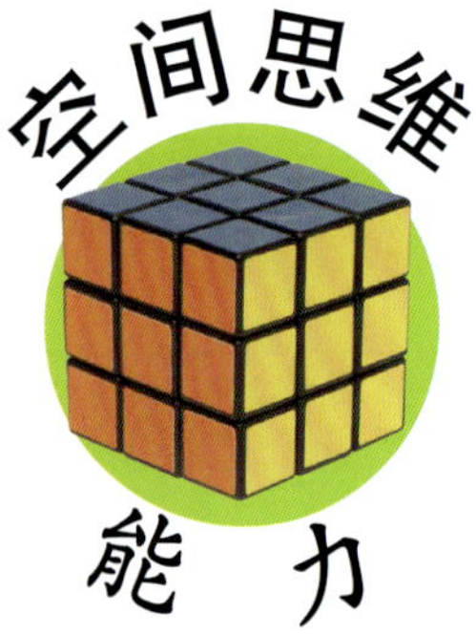

空间思维能力测试

花20分钟**完成以下测试**。结果见第94页。

1 如果要将一个比萨饼切成8等份，需要切几刀？
a. 8
b. 2
c. 16
d. 6
e. 4

2 立方体有多少条边？
a. 8
b. 12
c. 16
d. 6
e. 4

3 哪个形状与灰色的形状相同？

a b c d e

4 哪个图形与其他的不同？

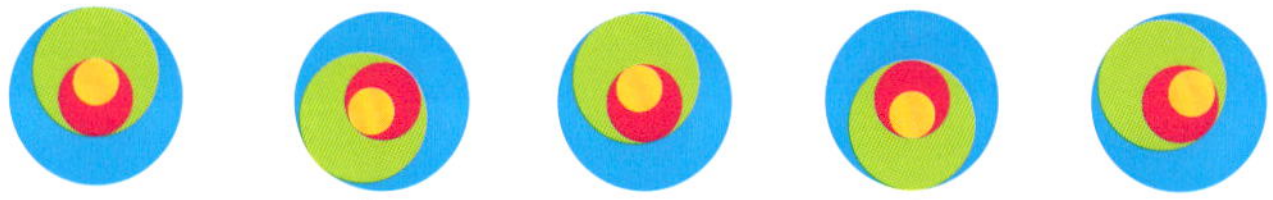

a b c d e

5 哪个正方形与其他的不同？

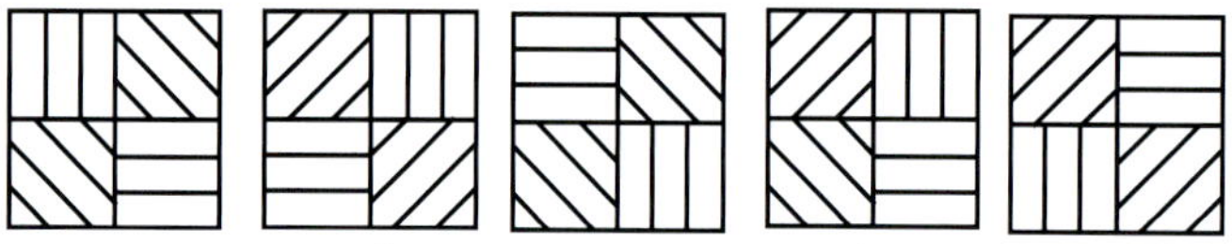

a b c d e

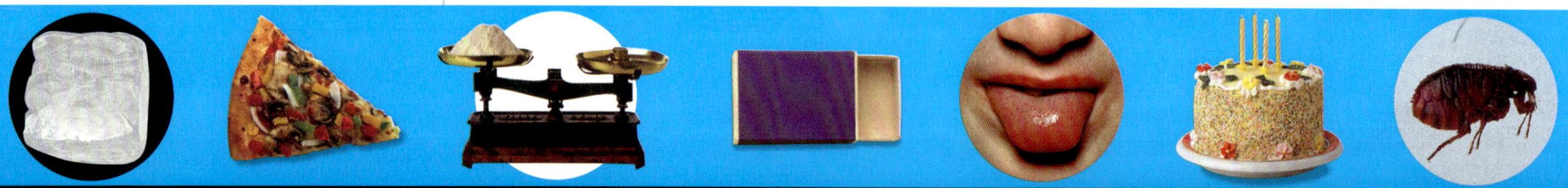

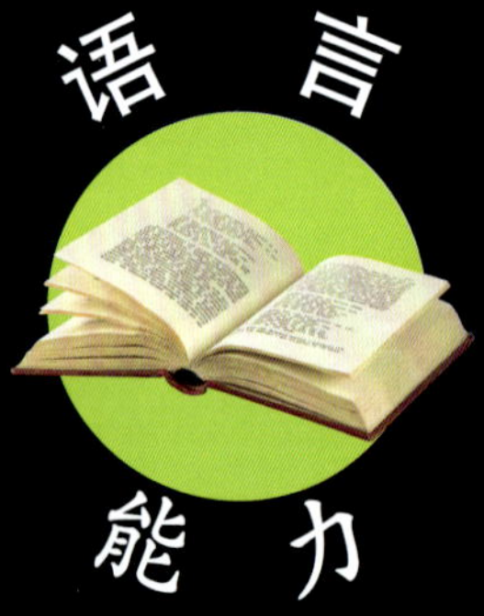

语言能力测试

花20分钟**完成以下测试**。结果见第94页。

1 印度与亚洲就像意大利与：
a. 美洲
b. 非洲
c. 欧洲
d. 比萨饼
e. 木星

2 冰与水就像固体与：
a. 气体
b. 冰
c. 金属
d. 液体
e. 蒸汽

3 米与距离就像千克与：
a. 重量
b. 克
c. 磅
d. 吨
e. 千米

4 巨大的与小型的就像欢快的与：
a. 快乐的
b. 偏执的
c. 厌烦的
d. 悲惨的
e. 跳蚤

5 香蕉与苹果就像卷心菜与：
a. 汤
b. 蛋糕
c. 樱桃
d. 碗
e. 菜花

6 哪个词与其他不同？
a. 吃
b. 有
c. 拳击
d. 握
e. 微笑

7 哪个词与其他不同？
a. 眼
b. 趾
c. 踝
d. 舌
e. 长颈鹿

8 哪个词与其他不同？
a. 吼
b. 唱
c. 说
d. 走
e. 耳语

6 哪个物体是序列中的下一个？

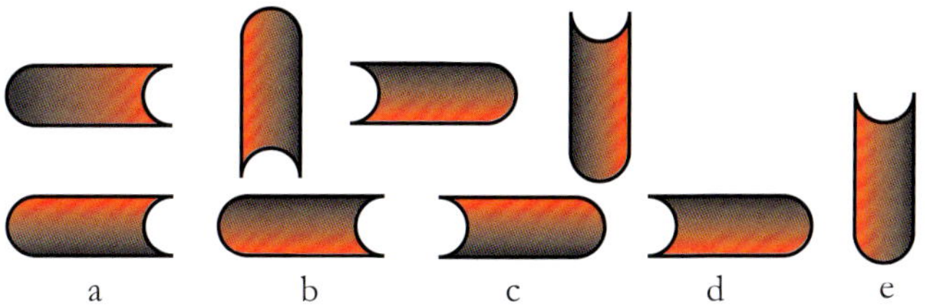

7 哪个蓝色的钥匙与红色的形状相匹配？

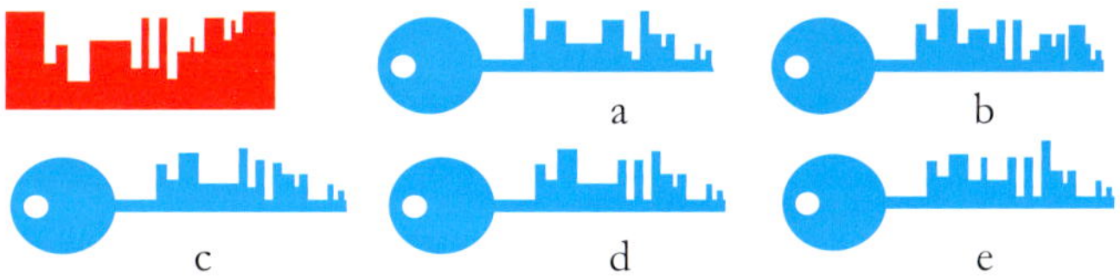

8 哪个形状能完成序列？

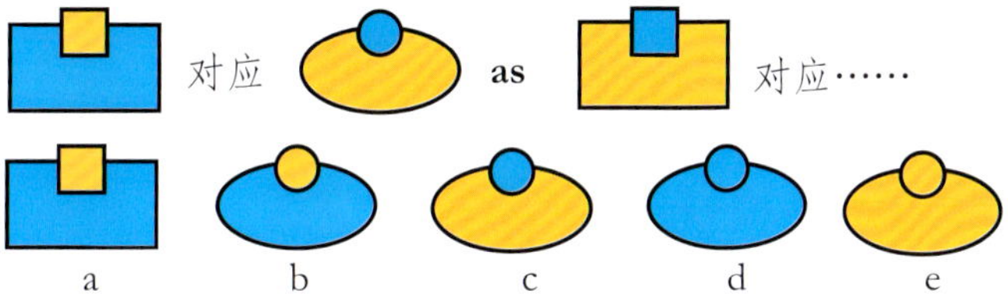

9 将纸沿虚线折叠后将出现哪个形状？

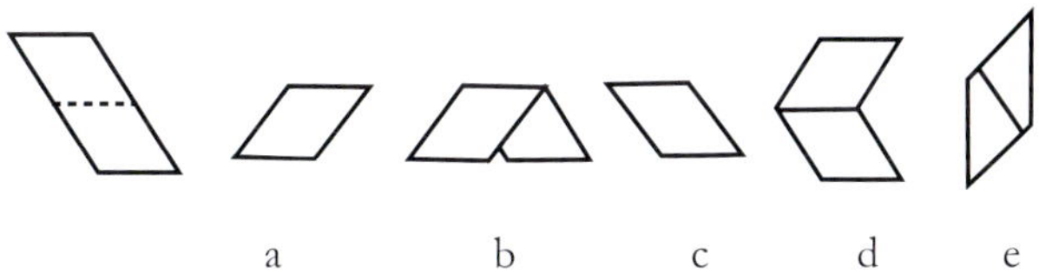

10 哪个艺术品中含有下面的形状？

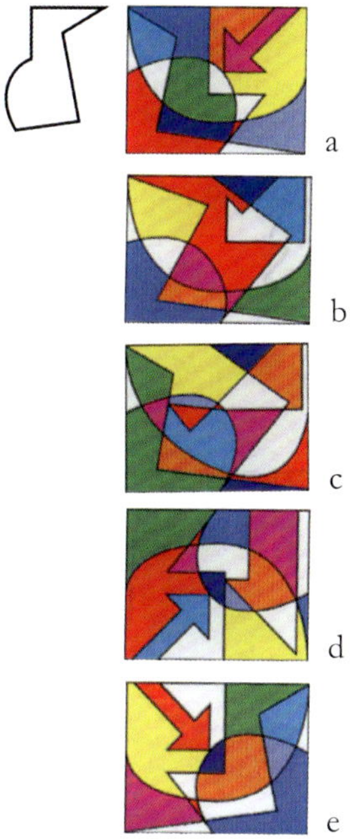

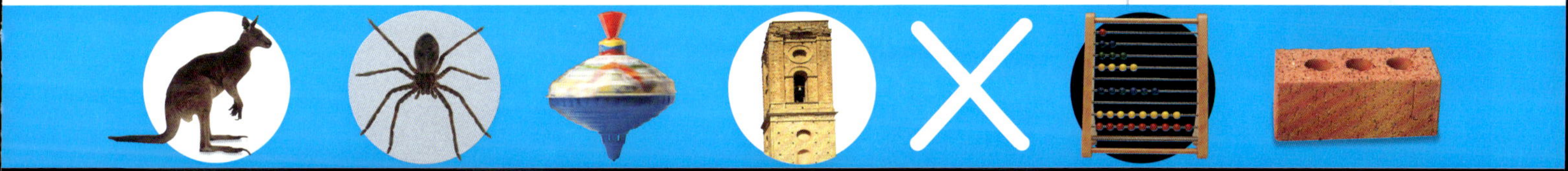

9 哪个词与其他不同？

a. 同意
b. 争论
c. 抵触
d. 辩论
e. 不同意

10 哪个词与其他不同？

a. 马
b. 牛
c. 袋鼠
d. 驴
e. 山羊

11 哪个词的意思与“构建”相同？

a. 破坏
b. 塔
c. 砖
d. 建造
e. 桥

12 哪个词的意思与“多种多样的”相同？

a. 相同的
b. 蜘蛛
c. 不同的
d. 灾难
e. 算盘

13 哪个词的意思与“基本的”相同？

a. 额外的
b. 和谐
c. 油
d. 硫
e. 必不可少的

14 哪个词的意思与“旋转”相同？

a. 快速转动
b. 包围
c. 内向
d. 翻转
e. 倒塌

15 如果一些A是B，一些B是C，那么一些A肯定是C。这个论证是：

a. 正确
b. 错误
c. 有时正确
d. 有时错误
e. 以上都不是

16 一个犬儒学派的门徒（犬儒学派是古希腊的一个哲学流派，该学说提倡回归自然，清心寡欲，摒弃世俗的荣华富贵）是了解万物____却忽略价格的人。

a. 尺寸　b. 价值
c. 含义　d. 周长
e. 对立面

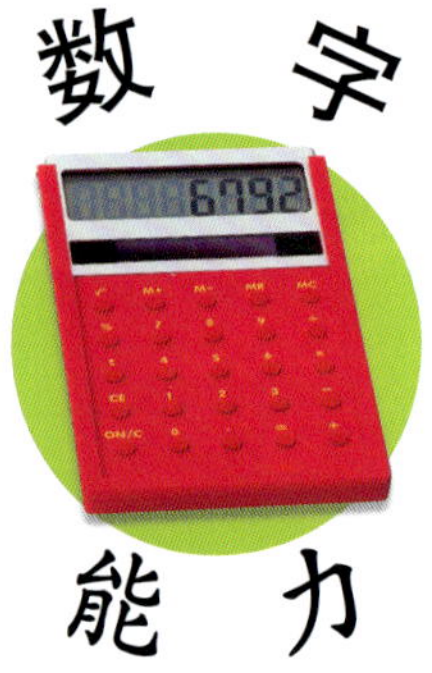

数字能力测试

试试本测试来看看你的数字思维能力如何?限定在30分钟，然后到第94页看结果。小心不要太着急——本测试比其他测试更难，其中有几个脑筋急转弯。

1 一个农夫要在相距2米的木头柱子之间拉线建造一个10米长的篱笆，需要多少柱子?

a. 10
b. 2
c. 4
d. 5
e. 6

2 1加到7等于多少?

a. 8
b. 15
c. 22
d. 25
e. 28

3 后天是星期二的两天前，今天是星期几?

a. 星期五
b. 星期六
c. 星期日
d. 星期一
e. 星期二

4 这个序列
1、2、3、5、8、13……
后面的一个数字是

a. 15
b. 17
c. 19
d. 21
e. 23

5 如果1分钟内两个厨师能削2个土豆，那么在10分钟内削20个土豆需要几个厨师?

a. 1
b. 2
c. 3
d. 4
e. 5

6 1985516对于sheep（羊）相当于2315126对于

a. wolf（狼）
b. horse（马）
c. antelope（羚羊）
d. goat（山羊）
e. cattle（牛）

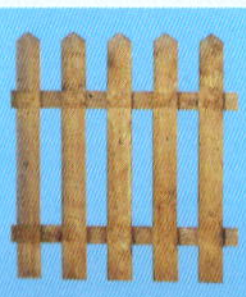
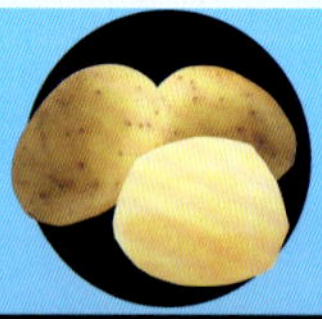
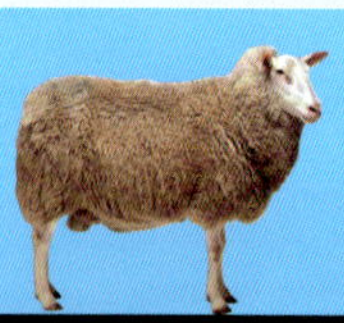
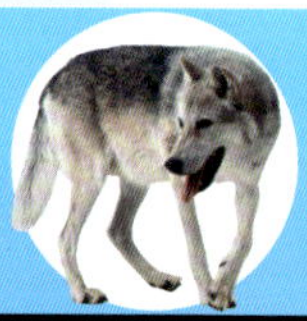
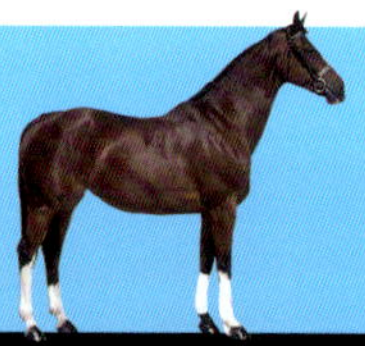
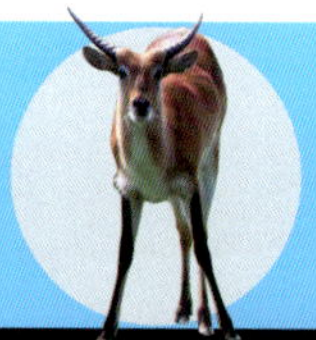
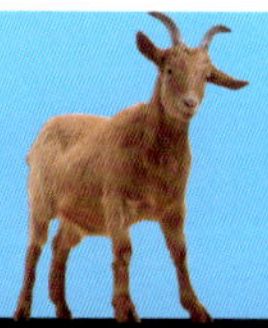

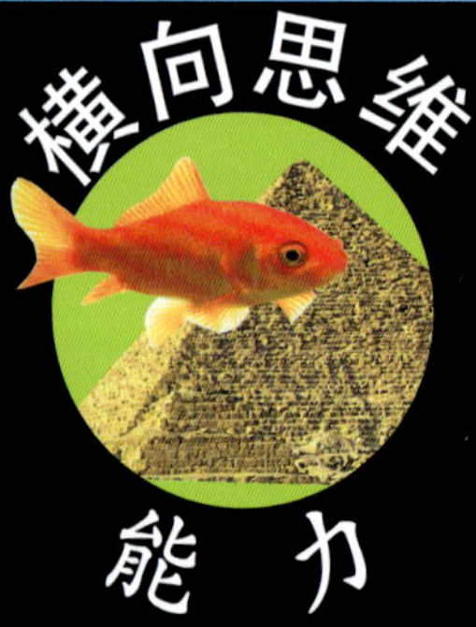

横向思维能力测试

完成这个测试需要发挥想象力。问题较难，如果无能为力的话可以寻求帮助。大多数题目答错了也不要惊讶！答案在第94页。

1 我独自住在一间没有门也没有窗户的小房子里，我离开时必须把墙壁打掉。我是什么?

2 春天里，你看到某人花园前面有1根胡萝卜和2块煤在一起。它们是如何到那儿的?

3 一个人死在一个登山背包旁边。他怎么到那儿的?

4 两个婴儿由同一个母亲在同一所医院的同年同月同日同时出生。为何他们不是双胞胎?

7 布莱恩和格拉汉姆在花园里捉到30只蜗牛，布莱恩捉到的蜗牛是格拉汉姆捉到的蜗牛的5倍，格拉汉姆捉到几只蜗牛？

a. 6
b. 8
c. 3
d. 没有
e. 5

8 你正在赛跑，你超过了第二名，现在是第几名？

a. 最后1名
b. 第4名
c. 第3名
d. 第2名
e. 第1名

9 珍尼特比潘妮高，克莱儿比珍尼特矮，以下哪句话是正确的？

a. 克莱儿比潘妮高
b. 克莱儿比潘妮矮
c. 克莱儿与潘妮一样高
d. 无法判断
e. 克莱儿是潘妮的姐妹

10 一群鸭子排成1行。1只鸭子前面有2只鸭子，1只鸭子后面有2只鸭子，中间有1只鸭子，共有多少只鸭子？

a. 1
b. 5
c. 3
d. 7
e. 2

11 800的十分之一的四分之一的一半是多少？

a. 2
b. 5
c. 8
d. 10
e. 40

12 火车从普斯顿开到伦敦是300千米。1列慢车从普斯顿和1列快车从伦敦同时出发。快车的速度是慢车的2倍。当它们相遇时慢车开了多远？

a. 100千米
b. 150千米
c. 200千米
d. 133千米
e. 266千米

13 布莱德4岁，他姐姐的岁数是他的3倍，当布莱德12岁时，他姐姐多大岁数？

a. 16
b. 20
c. 24
d. 28
e. 36

14 这个序列

144、121、100、81、64……

后面的数字是

a. 55
b. 49
c. 36
d. 16
e. 9

15 一辆汽车30分钟跑23千米，其速度是多少？

a. 每小时23千米
b. 每小时30千米
c. 每小时46千米
d. 每小时52千米
e. 每小时60千米

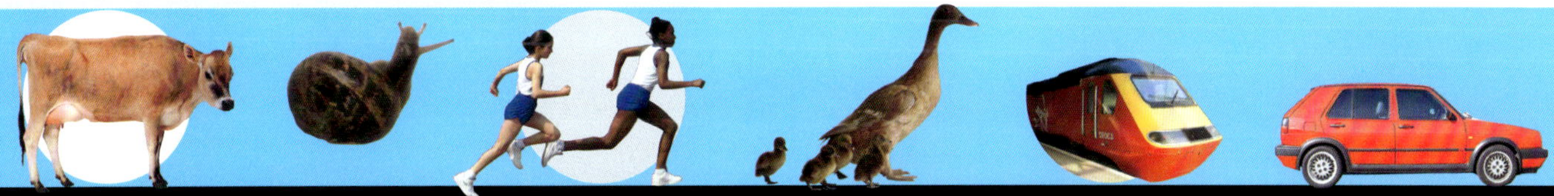

5 下水道盖为何是圆的而不是方的？（提示：想想把它转一转）

6 一个人参加聚会，饮了一些鸡尾酒，然后早早离开。聚会上其他喝过鸡尾酒的人后来都死于中毒。为什么这个人没有死？（提示：鸡尾酒一般加冰块饮用）

8 地下室的三个开关连着楼上的三盏灯。从地下室跑上楼1次如何确定哪个开关控制哪盏灯？（提示：灯上有灯泡）

9 一个人住在一栋楼的10层。每天他乘电梯到1层然后去上班，回来时他坐电梯到7层然后走回家。如果下雨的话就一直坐电梯上去。为什么？（提示：下雨天需带伞）

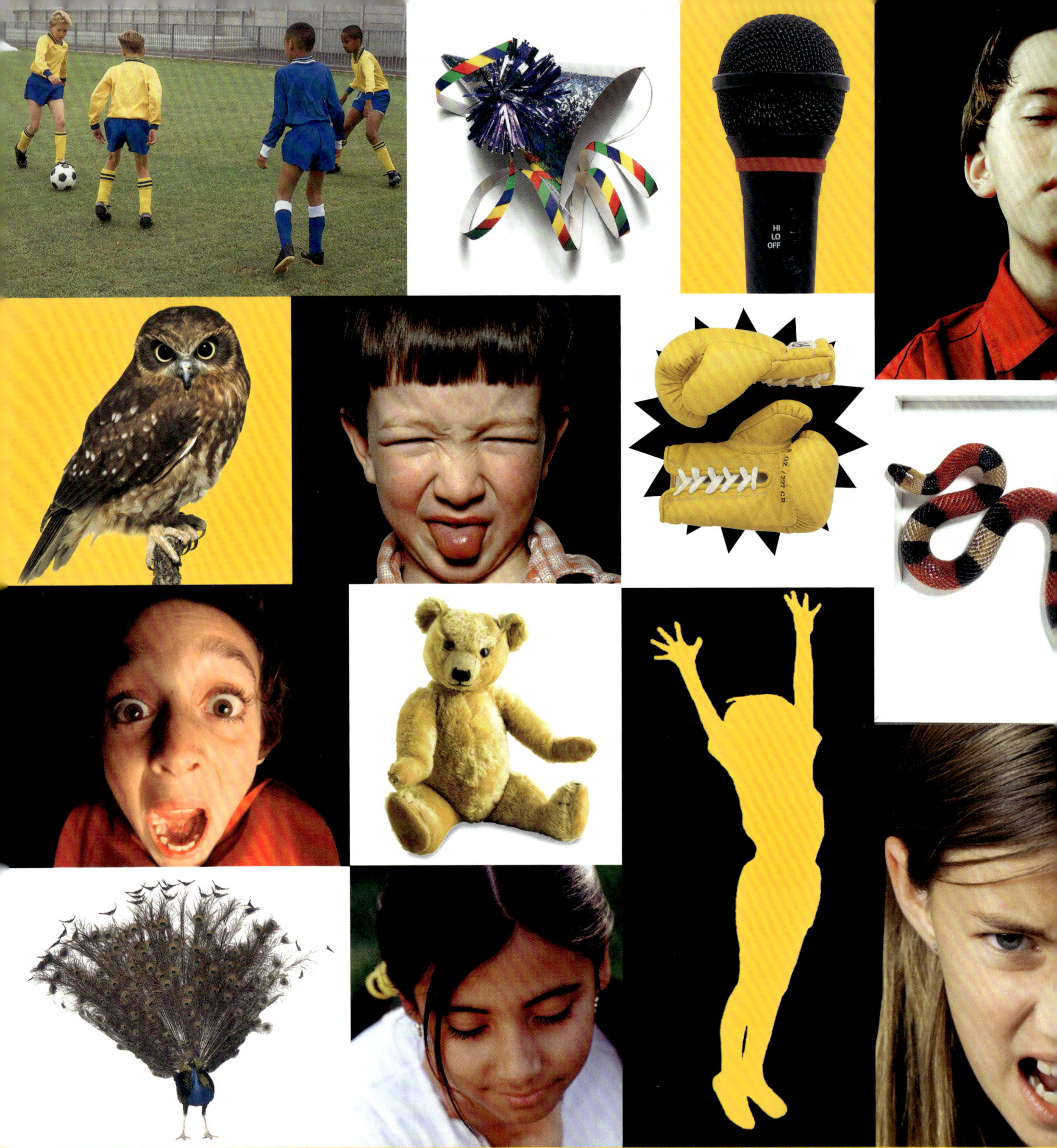

我是一个什么样的人？

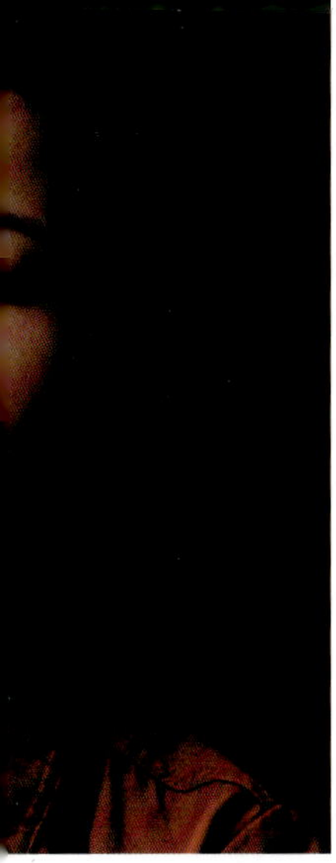

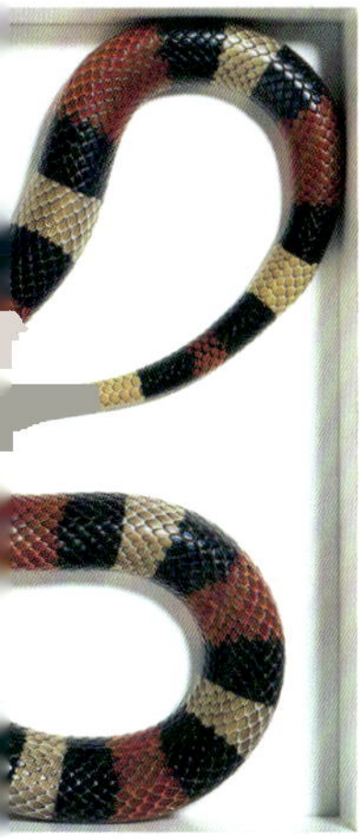

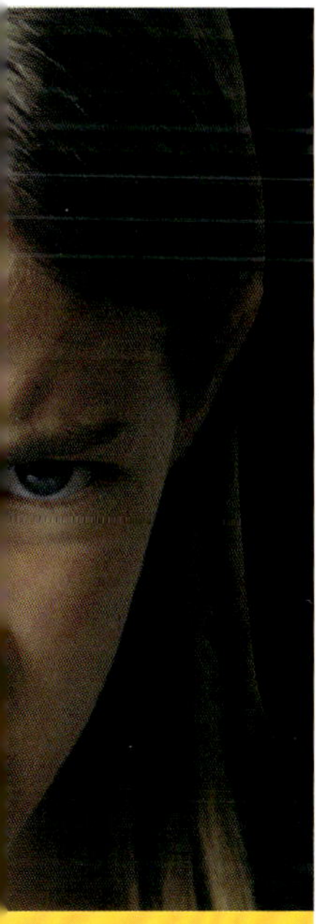

你是一个喜欢寻求刺激的人？一个人缘很好的人？还是一个在社交场合很害羞而且非常害怕蜘蛛的人？

你喜欢参加聚会且待得很晚吗？还是宁愿早早上床睡觉，整天埋在书本里呢？如果真是如此，应该归咎于谁呢？——你的父母还是你的基因？

每个人具有独特的性格，有不同于其他任何人的好习惯和小缺点。但恰恰是这些性格成就了独一无二的你。

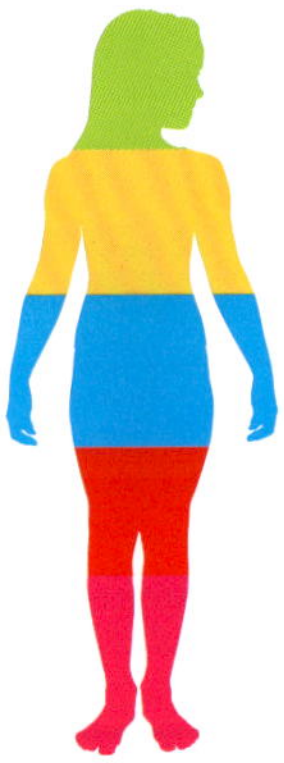

性格测试

1 你喜欢做有点危险的事吗?

2 如果你不喜欢某人，你敢告诉他你对他的看法吗?

3 你喜欢长时间电话聊天吗?

4 你常常能够记住别人的生日吗?

5 你喜欢与一大帮人聚在一起，而不是只喜欢和一两个朋友待在一块儿?

6 你对别人的批评非常敏感吗?

7 你容易对你的嗜好感到厌烦，并不断尝试新的爱好吗?

8 你喜欢与陌生人交谈并结识他们吗?

9 你通常能准时完成家庭作业吗?

10 别人不高兴时你感到难过吗?

11 你在压力下容易保持平静吗?

12 如果某人惹你不高兴，你通常会原谅他，然后忘了这件事情吗?

13 别人会用害羞这个词来形容你吗?

14 你在周末常计划去做点什么吗?

15 你的房间整洁干净吗?

16 你很少跟别人争吵吗?

从下面算出积分：

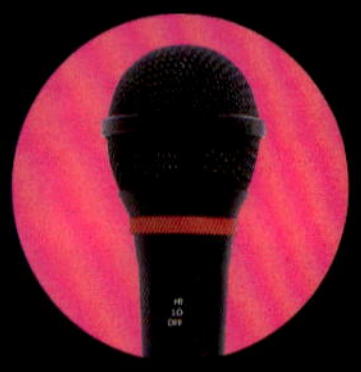

开放积分：如果问题7、17、20、24、26答“是”得2分；如果问题14答“否”得2分；如果问题7、14、17、20、24、26答“不确定”得1分。算出总积分。≤3分为低，4～8分为中，≥9分为高

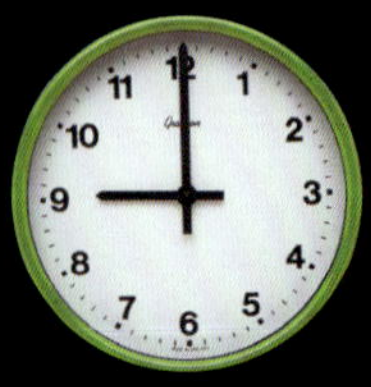

认真积分：如果问题4、9、15、21、29答“是”得2分；如果问题4、9、15、19、21、29答“不确定”得1分。算出总积分。≤3分为低，4～8分为中，≥9分为高

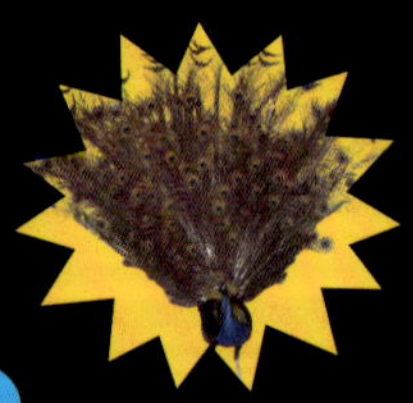

外向积分：如果问题1、3、5、8、22答“是”得2分；如果问题13答“否”得2分；如果问题1、3、5、8、13、22答“不确定”得1分。算出总积分。≤3分为低，4～8分为中，≥9分为高

通过以下测试你会发现自己更多的性格特征。对每一个问题，写下答案“是”“否”或“不确定”。在本测试中没有正确答案——只需**尽可能真实地回答**。根据本页下方的提示来算出积分，然后转到下页来找出不同积分代表的意义。

17 你喜欢去奇怪的地方探险吗？

18 你担心别人怎么看待你吗？

19 你曾经帮助别人打扫卫生吗？

20 你认为自己有反抗精神吗？

21 你经常尽全力把事情做好吗？

22 你喜欢尝试蹦极、跳伞或激流勇进吗？

23 你经常为小事生气吗？

24 你对音乐和时尚方面的兴趣经常改变吗？

25 你容易相信别人吗？

26 你有艺术方面或发明方面的爱好吗？

27 如果反对某人，你会保持沉默吗？

28 你觉得自己逍遥自在，非常放松吗？

29 你会读完大多数已经开始读的书吗？

30 你是容易紧张的人吗？

记住如果需要的话可以回答“不确定”。

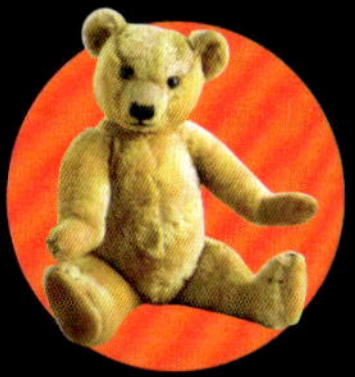

容易相处积分：如果问题2、10、12、16、25、27答“是”得2分；如果问题2、10、12、16、25、27答“不确定”得1分。算出总积分。≤3分为低，4～8分为中，≥9分为高

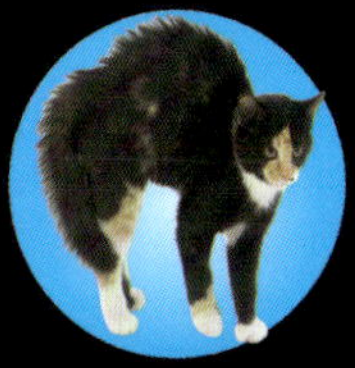

神经质积分：如果问题6、18、23、30答“是”得2分；如果问题11、28答“否”得2分；如果问题6、11、18、23、28、30答“不确定”得1分。算出总积分。≤3分为低，4～8分为中，≥9分为高

翻到下页可发现更多……

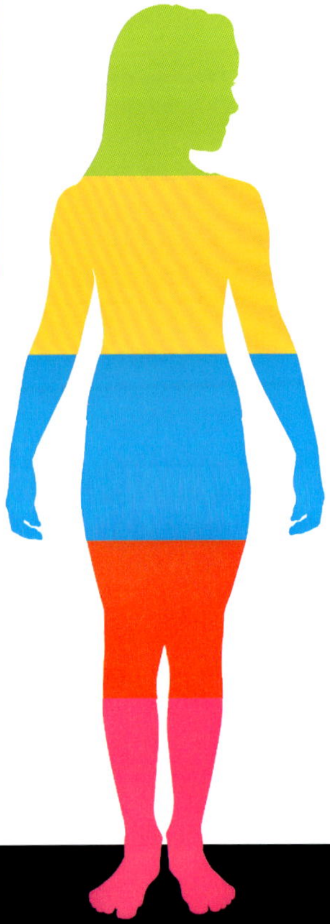

我的性格如何？

有些人声音洪亮，善于社交，而另一些人则安静而害羞。有些人容易**随心所欲**，另一些人则小心谨慎。性格往往由直觉判断，为什么会对一些人产生好感但对其他人则不然，对于这些情况我们如何能科学地研究呢？心理学家通过把人格分成不同的范畴来解决这个问题。

所有这些性格特征都

认真

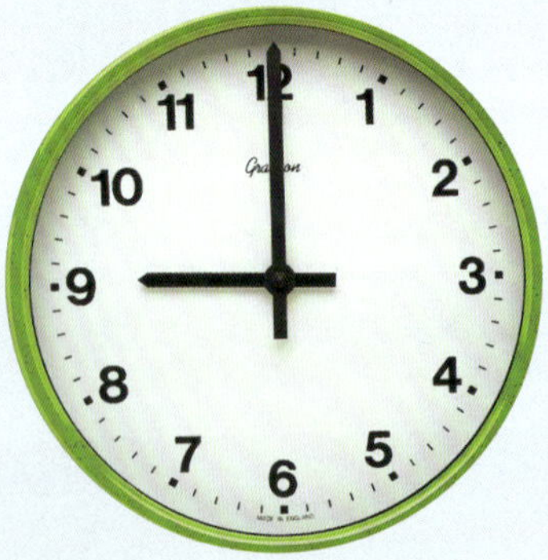

如果认真一项积分很高，说明你可能是敏感的、可靠的而且是**工作努力**的。认真的人会尽全力去做好每一件事情，虽然有时会有点挑剔。这种人通常喜欢干净整洁。如果积分偏低，可能会有点毫无章法，会认为家庭作业和清洁卫生是非常烦人的事情。

外向

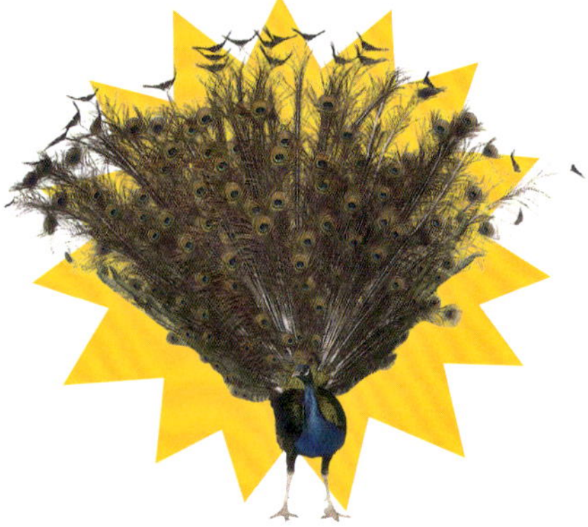

外向的人喜欢刺激和有趣的事情。如果这一项积分高，你可能非常自信、健谈，而且喜欢和他人打成一片。也可能你是**喜欢寻求刺激**的人，喜欢冒险。如果你的积分偏低，那么你就是内向型的人。内向的人容易害羞、小心谨慎，在人群中喜欢和熟悉的朋友待在一起。

神经质

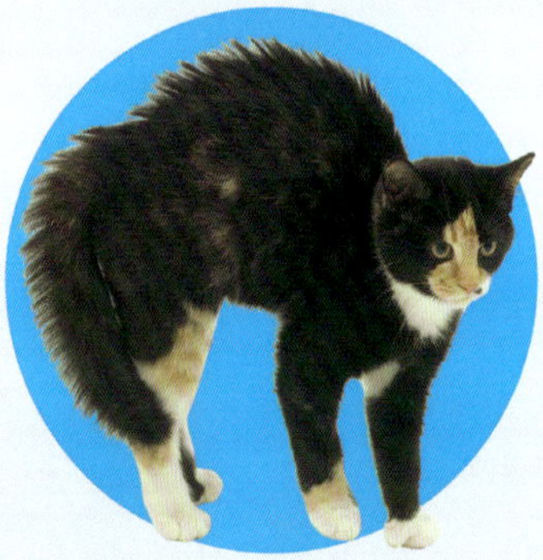

神经质积分反映情感上敏感的**强烈程度**。神经质者比他人更容易不安、担忧或兴奋。与神经质不同的是非常安静放松的人，他们很少情绪激动，看上去有点冷漠。

BIG FIVE试验

心理学家研究性格最常用的测试方法之一是BIG FIVE试验，将性格分成下面5个范畴，每个范畴都是独立的，意味着一个方面的积分不影响在其他方面的表现。

例如，你可能是外向性格，但却很难相处。

要正确地进行BIG FIVE试验，需要完成心理学家设计的问卷。前一页的测试对你真正的积分只能提供线索，因此即使结果令人失望也不要担心。

性格是由基因决定的吗？

同卵双胞胎的研究发现基因对每个人的性格确实有很大的影响。在一项重要的研究中，基因对人们BIG FIVE积分差异的影响约占40%，环境约占35%（剩余25%是由于抽样误差造成的）。

需具备一些

容易相处

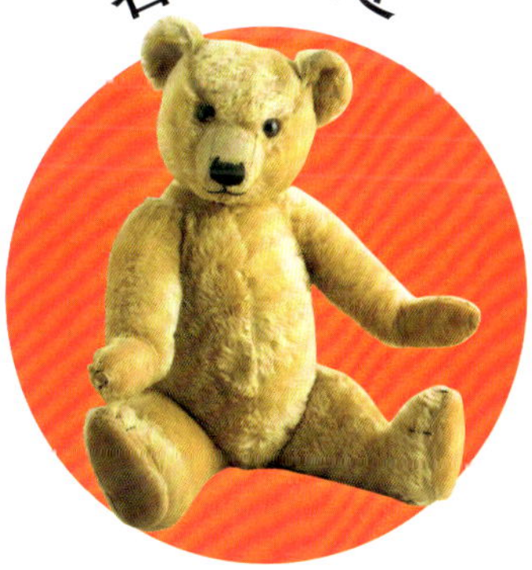

容易相处积分反映的是与你相处的容易程度。如果积分高，会被认为容易合作、**性格好**。如果积分低，可能过于坦白大胆，或有时易引起争执。随着年龄增长，人们会变得越来越容易相处。

开放

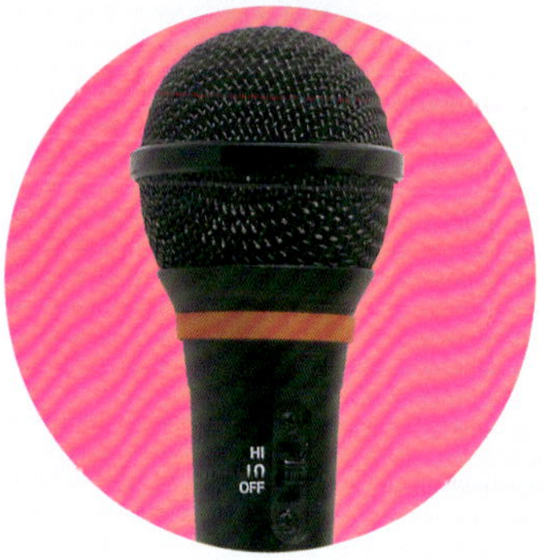

如果你的开放积分高的话，你会比较喜欢**新的经历**和变化，喜欢在瞬间作出决定而不是按计划行事，喜欢涉猎许多东西而不是沉迷于一个爱好。开放性积分低的人倾向于熟悉的环境和规章，往往高度沉迷在一种爱好上。

常见问题解答

我能改变吗？

如果你认为你的性格不太好，也不要担心。性格在一生中都在变化，甚至是成年以后也会如此。在20～30岁时，容易相处和认真的积分会增加。女性的神经质和外向随年龄下降。虽然这两项男性起点分较低，但基本保持不变。

什么工作适合我？

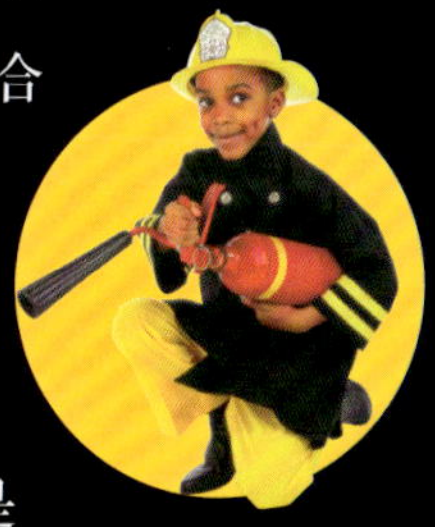

不同职业适合不同性格的人。非常害羞的人适合从事与任务打交道的职业而不是与人打交道的职业。了解自己的性格有助于确定自己的优势，找到最合适的职业。但要记住的是人是不断在改变的——例如，许多人随着年龄增长而不再害羞。

出生顺序有影响吗？

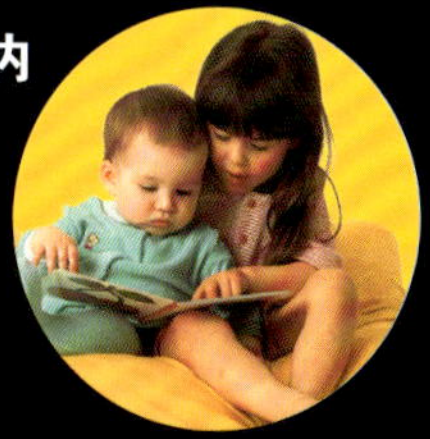

有人认为在家中的位置对性格有很强的影响。例如，最大的孩子往往看上去最敏感，而年幼一些的孩子更喜欢冒险。但是仔细研究发现这些影响仅限于在**家庭内部**。如果在外面与朋友在一起，行为方式与在家中的出生顺序毫无关系。

常见问题解答

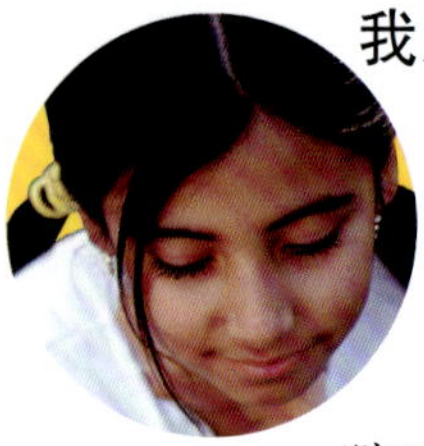

我为什么会害羞？

内向的人在社交场合会感到拘束或紧张，以致想要避开人群。但害羞并没有什么不对——这是一种重要的防御**本能**。每个人都会时不时地感到害羞，尽管大多数人随着年龄的增长会掩盖这种表现且显得很自信。人们在度过其青少年阶段后不再那么害羞，社交能力越来越强，开始不再感到那么不自然。

你是双向人格吗？

多数人都不是绝对的内向或外向，而是**双向人格**，即处于这两种性格之间。双向人格的人在陌生人面前会害羞，但在家人和朋友面前则充满自信，喜欢交往。

你需要多少朋友？

许多人会担心自己受欢迎的程度，特别是在青少年时代。外向的人往往被一群朋友围着，而内向的人可能只会与一个最好的朋友在一起。需要多少朋友并没有准确答案——重要的是你们喜欢在一起。

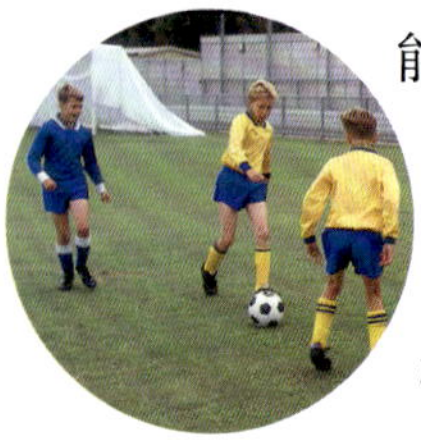

判断性格的一种方式是确定你是**外向**还是**内向**。你更关注外部世界的人和活动还是内在世界的思想和经历？你热衷于参与**令人激动的**

内向

如果你是内向的，那么你常常是……

- 安静且矜持的
- 严肃且小心谨慎的
- 敏感且喜欢沉思的
- 喜欢做自己的事

还是

内向型性格的人在说话和做事之前喜欢**把事情想清楚**，并擅长倾听别人的意见。他们害羞、安静，有时会使他们看上去**冷淡**或不友善。内向的人擅长独立工作，仔细思考和分析事情。

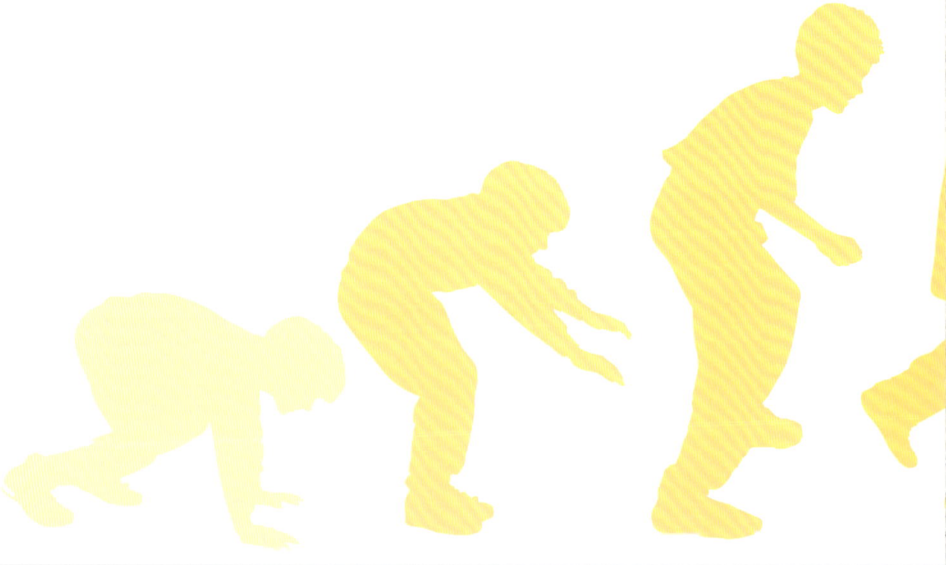

思考、人、冒险、书本、聚会……

事情，和同伴在一起，还是更愿意远离人群独自消磨时间?

外向

如果是外向的，那么你常常是……

- 善于交际且健谈的
- 大胆且喜欢冒险的
- 自信且独断的
- 容易厌烦

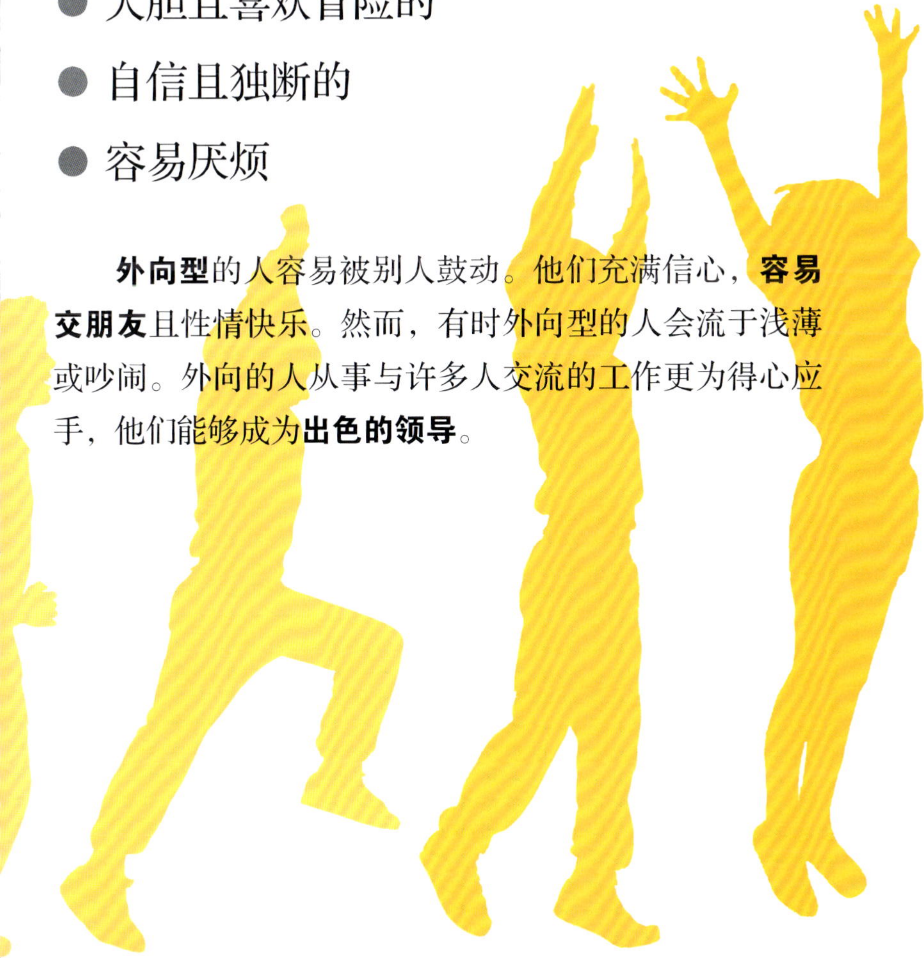

外向型的人容易被别人鼓动。他们充满信心，**容易交朋友**且性情快乐。然而，有时外向型的人会流于浅薄或吵闹。外向的人从事与许多人交流的工作更为得心应手，他们能够成为**出色的领导**。

常见问题解答

你是宴会动物吗?

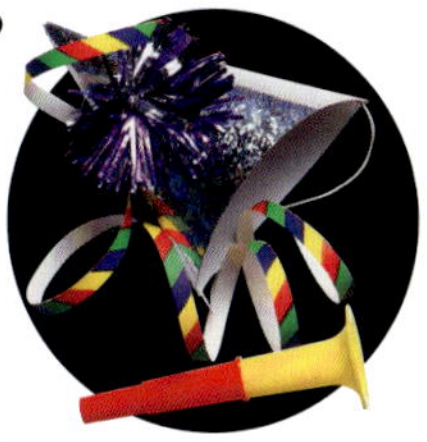

外向的人热衷于参加**聚会**，与许多新认识的人交往。聚会的中心人物更可能是一个外向的人而不是内向的人。外向的人能自信地交谈，很快就能认识对方，所以他们很受欢迎。但与内向的人相似的是外向的人也只有几个真正亲密的朋友。

你是寻求刺激的人吗?

一些心理学家认为外向型人具有的基因使得他们对刺激不如内向型人**敏感**。根据这一理论，内向型人非常容易受刺激，会发现社交场合充满挑战，因而害羞并回避他人。相反，外向型人会寻求刺激，他们认为这样可以避免生活枯燥乏味。因此，外向型人更喜欢寻求刺激，参加危险的运动如跳伞或蹦极。

柠檬汁试验

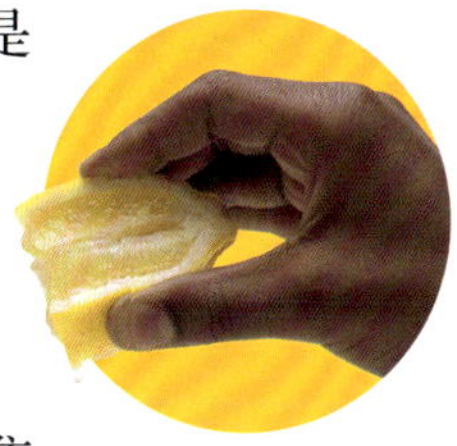

要测试你自己是否比你的朋友更内向，可滴几滴**柠檬汁**在各自的舌头上，然后将**唾液**收集在玻璃杯中。内向型人比外向型人会分泌更多唾液，因为内向型人对刺激更敏感。

常见问题解答

男性和女性的大脑是一样的吗？

男性和女性的大脑十分相似，不过男性的大脑比女性的稍微大一点，但这可能是因为他们的体型更高大。科学家已经发现，男性和女性的大脑结构有一些细微差别，但两者之间有更多共通之处。没有人能够确切地说出这些生理上的差异对男性和女性大脑的工作方式有什么影响。

睾酮效应

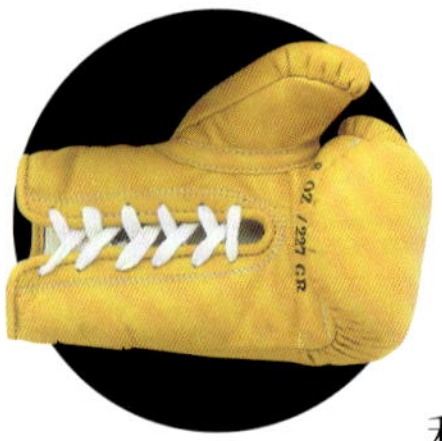

雄性性激素——睾酮能够引发男孩的青春期，也能对他们的行为和性格产生巨大的影响。当动物被给予额外的睾酮时会更具**攻击性**和**竞争性**。睾酮对人类有相同的作用，会使男孩子通常更具攻击性。

手指测试

睾酮甚至能够影响未出生婴儿的发育方式。许多科学家认为，如果你的无名指比食指长，说明你的睾酮水平比较高。因此你更有可能拥有一些据说更男性化的特质，比如自信、敢于冒险。

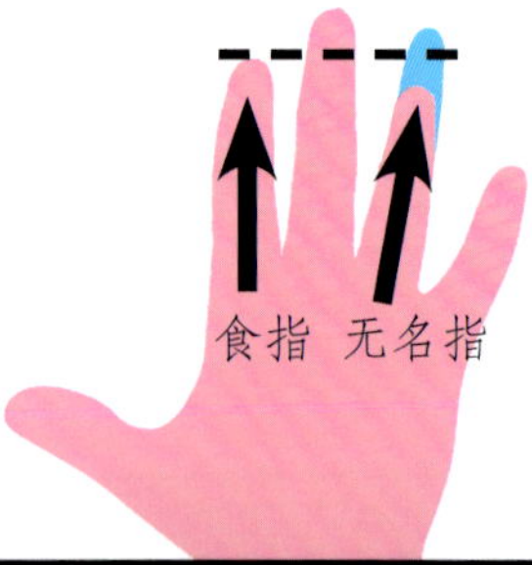

我的大脑的有些专家

如果是女性大脑，则更擅长：

- 应用**左侧**大脑半球的技能，如语言、阅读和写作
- 理解别人的感受
- 识别别人在说谎
- 解读肢体语言
- 关注大的图片

女孩也可能擅长男孩的技能如修理电脑，而男孩也可能擅长社交

一些科学家认为男性和女性大脑擅长不同的技能。他们认为，平均而言，女性大脑更擅长**情感方面**的能力，如理解别人的感受；而男性大脑擅长掌握**系统化**的技能，如弄清机器如何运转。这些科学家认为这些差别生来就有。

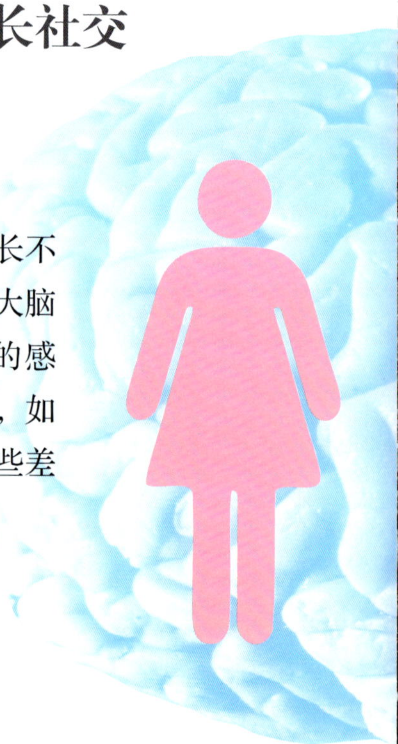

不管真实情况如何，重要的是

性别是什么？

认为：

如果是男性大脑，则更擅长：

- 应用**右侧**大脑半球的技能，如思考形状、理解地图和物体的构造
- 理解技术问题
- 记忆事实的细节
- 注意细小的东西

普遍化可能会产生误导，因为只有极少数人是完全平均的。我们每个人都是拥有独一无二的技能、喜好和能力的个体！

但是其他科学家不同意，他们认为男性与女性思考和执行任务的方式不同，是因为他们在生活中被对待的方式不同。这是从男孩和女孩被区分对待开始的。期望孩子因为性别而表现出某些特定的行为方式，实际上反而导致了男性和女性在行为上的差异。

常见问题解答

我是受欢迎的人吗？

如果擅长理解别人，并使他人感到舒服，你就是受欢迎的人。据说这是典型的女性技能。一些科学家认为进化使得女性社交技能更好（平均而言），是因为女性比男性花费更多的时间来照顾儿童和家庭。

“极端男性”大脑

有些人的社交能力很差，但系统化技能却得到了强化——一度被认为是“男性大脑的极端版本”。这种人被称为自闭症患者。**自闭症**儿童与他人交流有困难，但有时对一些不寻常的事情有执着的兴趣，如记忆汽车号码或完美地临摹绘画。

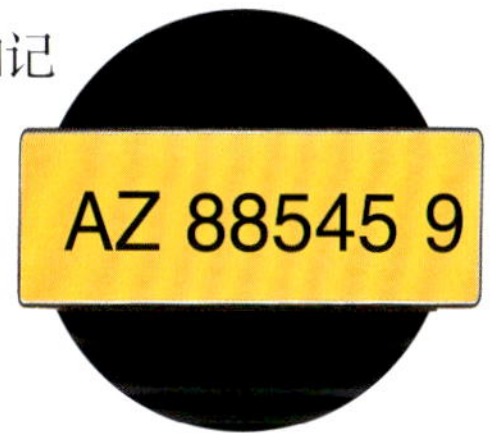

画自行车测验

在一项有趣的研究中，男性和女性被要求凭记忆画一辆自行车。男性倾向于画出结构正确的自行车，如蓝色那辆；而女性则倾向于画出根本不能骑的自行车，如粉色那辆。没人知道为什么，但有人说是因为男性和女性的思维方式不同。

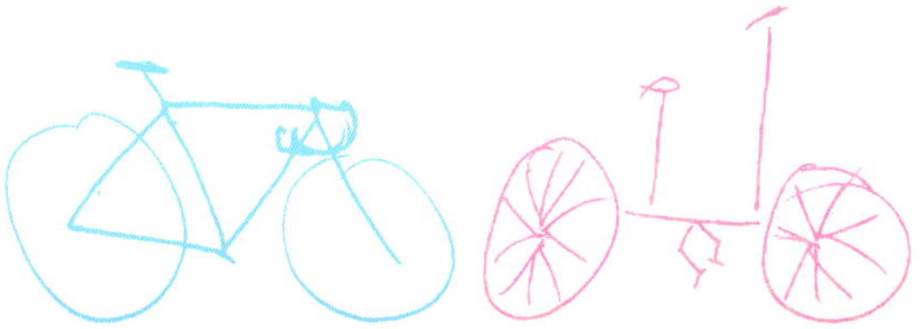

记住每个人都是与众不同的。

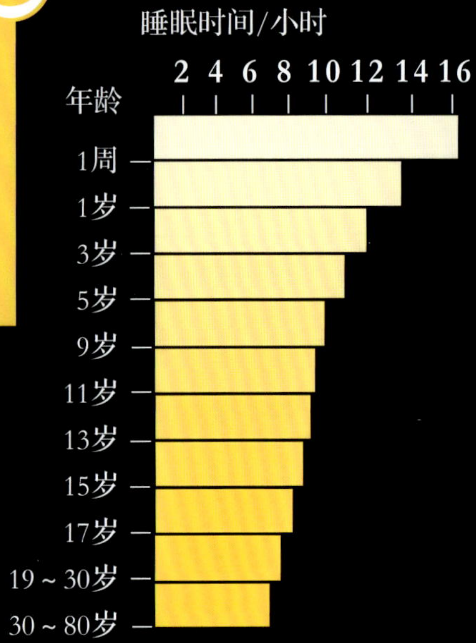

睡多长时间才够?

如上图所示，人们随着年龄增长，所需的睡眠时间逐渐减少。青少年比成年人需要多2小时的睡眠，而且如果睡眠被剥夺，青少年会更为难受。因此，如果你早上难以从床上爬起来也不要感到奇怪。

什么是睡眠点?

我们花生命的1/3用于睡觉。但是科学家仍然对睡眠的作用感到困惑。一个理论认为睡眠使大脑纠正白天产生的失衡。另一个理论认为睡眠会使大脑建立新的连接、储存记忆和学会技能。

不睡觉能坚持多久?

睡眠被剥夺的大鼠比饥饿大鼠死得更快。不睡觉的最长纪录是在摇椅耐力比赛上坚持了18天。但是这个纪录可能说明不了问题——夜间不睡觉的人可能在白天打盹而没有意识到。

如果你是夜猫子，你常常会:

- 早晨闹钟响过接着睡
- 午夜以后非常清醒
- 喜欢睡懒觉

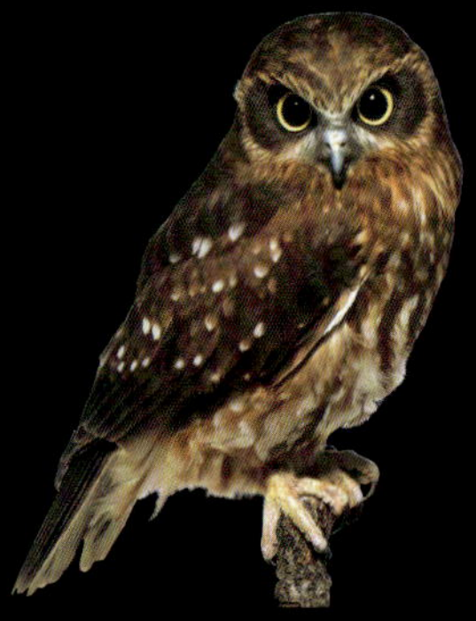

你是夜猫子

如果你发现早上从被窝里爬起来非常困难，并不一定是因为懒惰——这可能与你的基因有关。你的基因对你需要多少睡眠有巨大的影响，年龄也一样。

人的身体有一种内在的时钟控制着每天的节律，告诉身体什么时候该释放激素来保持精神或慢下来。有些人具有非常忠实的生物钟，每天能在相同的时间准时醒，就像体内有一个闹钟一样。

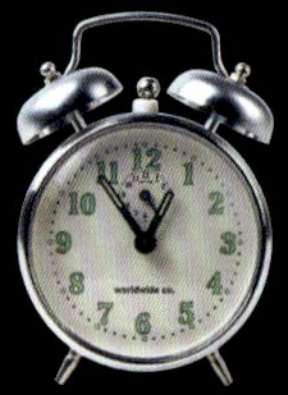

每个人都有一个24小时18分钟的生物钟。

如果你是云雀，你常常会：

- 清晨早早起床
- 不喜欢熬夜
- 容易入睡

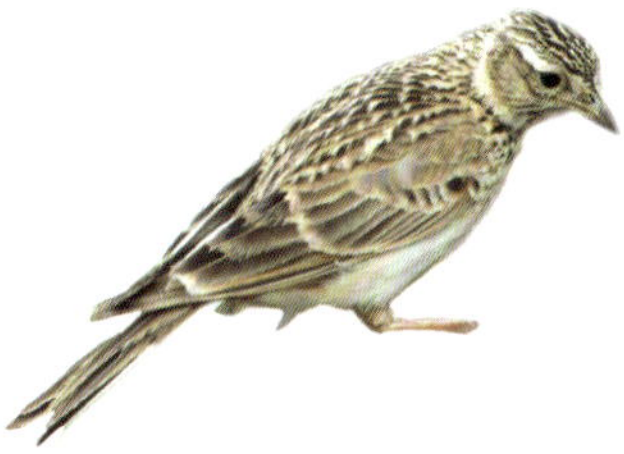

还是云雀？

生物钟的长短人与人不同，部分取决于**基因**。平均是24小时18分钟（可能是大多数人经常想在早上多睡一会儿的原因）。如果时钟短，则是**云雀**——有些人一早就充满干劲。如果时钟长，就是**夜猫子**——可能喜欢熬夜。

能重新设定生物钟吗？

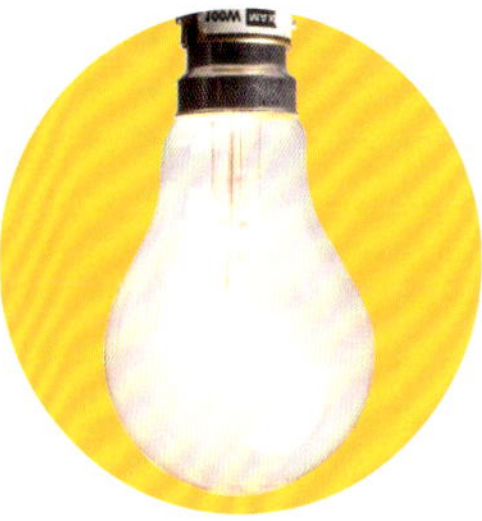

当你在世界各地飞行时，身体生物钟会出现混乱，产生时差。生物钟与实际的时间不再吻合，因而需要重新设定。强光会有所帮助。当光线进入眼睛时，诱发信号告诉大脑这是白天。相同，黑暗告诉大脑是夜间——正是释放激素帮助睡觉的时候。

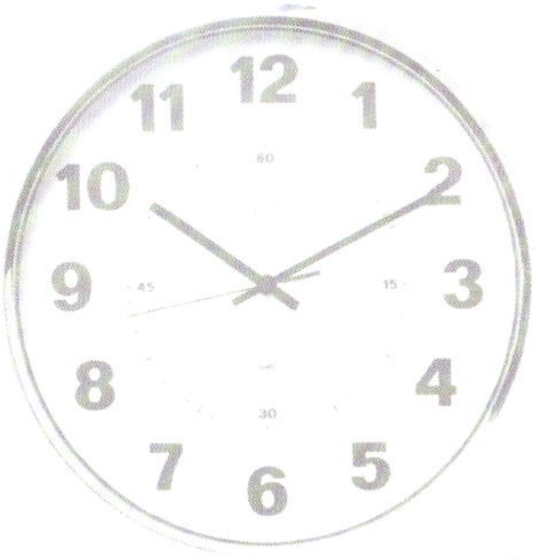

我的睡眠被剥夺了吗？

人一般需要花费10～15分钟来进入梦乡。如果花的时间较少，说明你存在**睡眠剥夺**，意味着没有充足的睡眠。睡眠剥夺可导致心情不愉快、**脾气变坏**、学习能力下降，甚至可能引起幻觉。如果在学校里处于睡眠剥夺状态，上课就无法集中精力。开车者睡眠剥夺时可能睡着，导致事故。

做做测试

1 当闹钟吵醒你后，你会：

a. 立即起床
b. 关掉闹钟，慢慢起来
c. 将闹钟时间延后
d. 关掉闹钟后继续睡觉

2 星期五晚上什么时间上床睡觉？

a. 20:00～21:00
b. 21:00～22:00
c. 22:00～23:00
d. 23:00以后

3 星期六早上什么时间起床？

a. 9:00以前
b. 9:00～10:00
c. 10:00～11:00
d. 11:00以后

4 当你吃早饭时有多饿？

a. 非常饿
b. 有点饿
c. 不是太饿但努力吃
d. 一想到食物就恶心

5 一天当中的什么时候感到精力最充沛？

a. 早上
b. 中午
c. 晚上
d. 深夜

6 入睡通常需要多长时间？

a. 10分钟内
b. 10～20分钟
c. 20～30分钟
d. 超过30分钟

答案见第94页。

常见问题解答

什么是噩梦？

大脑中产生**情绪**的部分在梦中非常活跃。如果产生恐惧的感觉，梦境就成了**噩梦**，大脑的其他部分会编个故事继续下去。例如，梦到正从高处坠落或试图从可怕的事物旁跑开并躲起来。噩梦是自然现象，每个人都会有，但随着年龄增大会越来越少。

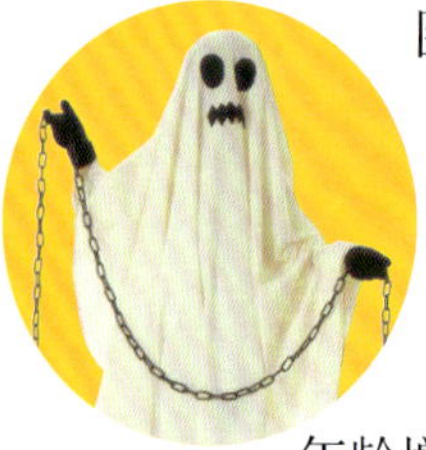

为什么做梦时我不知道？

关于梦的奇怪的事情之一是当你做梦时并不能确定是在做梦——即使一直在发生奇怪的事情。这是因为在梦中没有**自我意识**。大脑中产生自我体验的额叶几乎全部停止工作了。

动物会做梦吗？

许多动物存在快动眼睡眠，因此可能动物也做梦。奇怪的是，快动眼睡眠时间的长短取决于出生时不成熟的程度。**鸭嘴兽**出生时小而无助，看上去每天做8小时的梦。海豚和爬行动物几乎不做梦。鸟类似乎在梦中唱歌——睡眠时脑电波与唱歌时的一样。

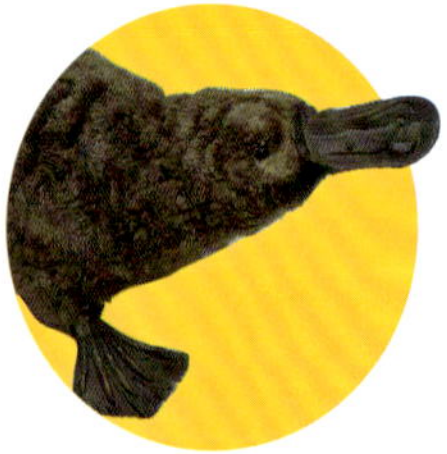

我为什么会做梦？

梦可能会是**可怕的**、古怪的或荒诞的。但梦到底有什么意义？虽然经过了数十年的研究，梦仍是大脑最大的谜团之一。

什么时候做梦？

当睡着时大脑重复着周期性活动，每90分钟交替出现**深睡眠**和**浅睡眠**。大多数梦发生在周期的浅睡眠部分，接近于苏醒时。在浅睡眠阶段，眼球在眼睑后面**快速移动**，就好像正观察什么东西一样，这称为快动眼（REM）睡眠。如果将某人在快动眼睡眠期唤醒，那么此人有80%的可能是正在做梦。

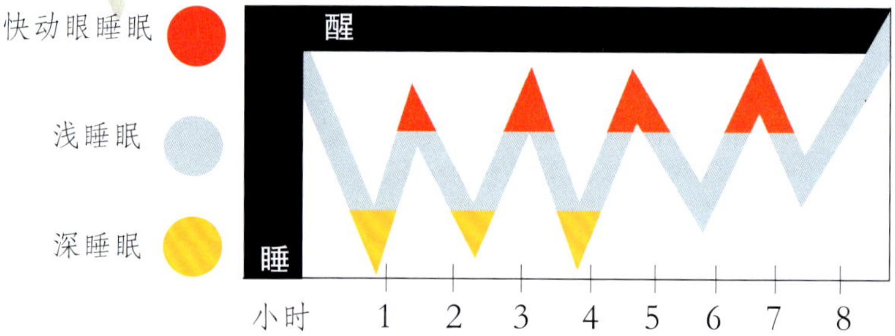

做多少梦？

大多数人意识不到做了多少梦。有两个原因解释这一点。第一，除非在梦中苏醒，否则你不会记起任何事情。第二，**梦中的时间是不准确的**。如果有人**浇醒**你，你醒来后可能会认为梦见下了几个小时的雨。从事睡眠研究的科学家认为每晚约做5次梦，需花**1～2个小时**。大多数梦发生在快动眼睡眠时期，但有人认为更深一点的睡眠期也会做梦。

平均每人每年做梦

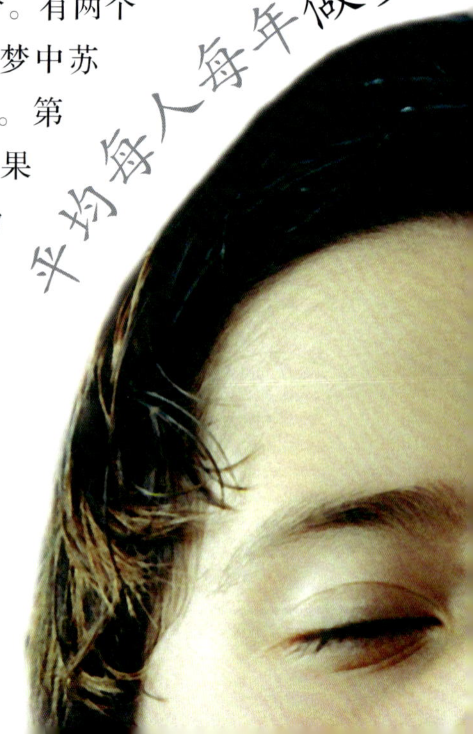

人一生中
约5年的时间在做梦

梦有目的吗？

有许多的学说研究我们为什么会做梦，但没有人知道真正的原因。有些专家认为做梦有助于**记忆**，但有些从不做梦的人记忆力也非常好。另一些专家认为做梦有助于整理白天的经历，但未出生的婴儿约一半的时间处于快动眼睡眠，而他们几乎没有经历需要整理。而且如果做梦只是简单地整理信息，为什么梦境会如此奇怪呢？

梦意味着什么？

心理分析家**弗洛伊德**认为梦是进入我们掩饰的、**无意识**的欲望的窗户。他花了数年时间与患者谈论梦，想到了复杂的含义。

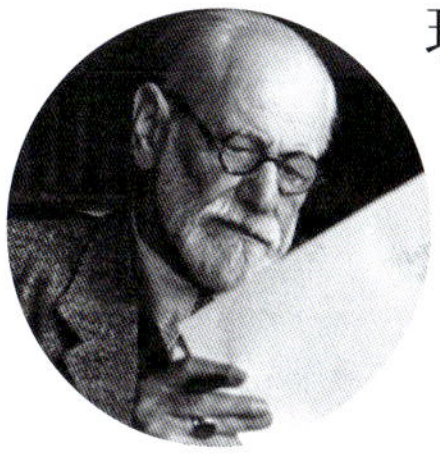

现在多数人认为弗洛伊德赋予了梦太多的含义。梦中奇怪的事情可能只是大脑从记忆中发明的**毫无意义**的故事，因为大脑处于活跃状态但缺乏感觉信号的传入。

在梦中能够活动吗？

的次数为1825次。

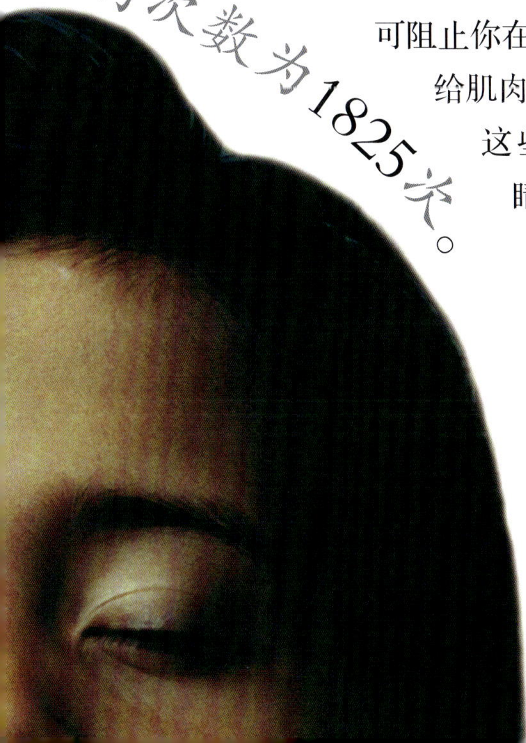

做梦时身体是**麻痹的**，这种安全状态可阻止你在梦中活动。大脑持续发送信息给肌肉试图使其运动，但**脊髓**阻滞了这些信息。信息仍可以抵达眼睛、肺和心脏，这是眼睛快速移动而心律和呼吸不规则的原因。有时人们从梦中部分苏醒但是身体仍是麻痹的，他们发现自己躺在床上不能动弹而被**吓坏**。

常见问题解答

什么是倾斜？

你是否曾经梦到正在坠落，在撞到地面前翻个身就醒了。这种情况常常发生在正进入梦乡时，被称作**入眠前惊吓**，是大脑突然再次苏醒引起的。

为什么会梦游？

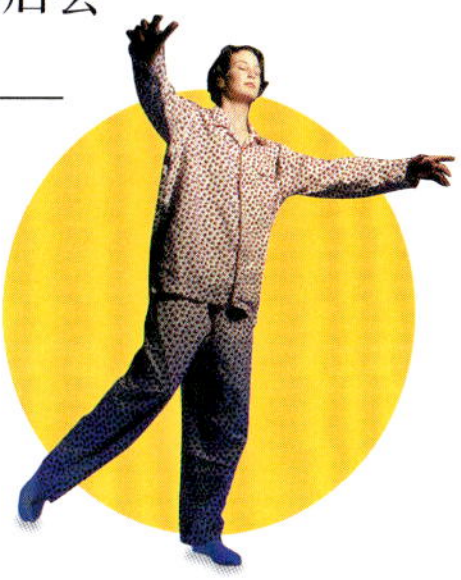

有些人快速入睡后会钻出被窝在四周走动——这是**梦游**。梦游者并不是把梦表演出来。实际上根本就没有做梦。梦游往往发生在极深睡眠接近周期尾声时。许多人此时在床上移动或嘟囔，但梦游者会起床四处走动。从事睡眠研究的科学家将梦游称为**部分苏醒**，因为大脑处于半清醒半睡眠的状态。

记录做梦日记

梦境很难记住，但是如果你醒来后马上记下来，那么你的记录会帮助你以后回忆。试着通过记录梦境来回答以下问题：

- 梦到颜色了吗？
- 梦中能听见吗？
- 梦境能控制吗？
- 梦中能飞吗？
- 感觉怎么样？
- 能感觉到时间吗？

你能控制你的情绪吗？

恐惧

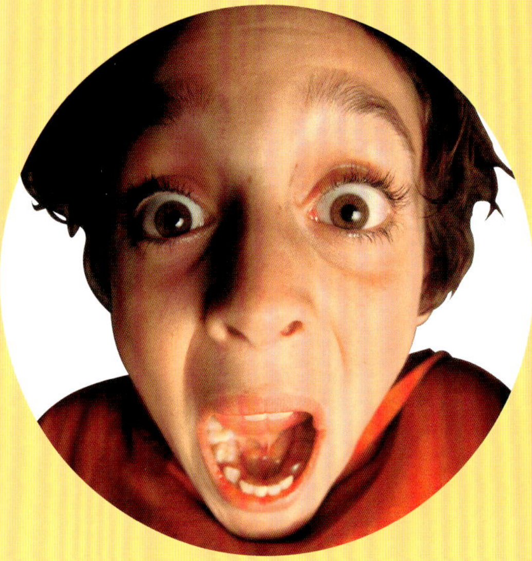

眉毛上扬，眼睑上移，露出虹膜上方的眼白。同时，下眼睑上升。嘴巴张开，喘息，嘴唇紧绷。血液从皮肤流走，使其看上去很苍白。

愤怒

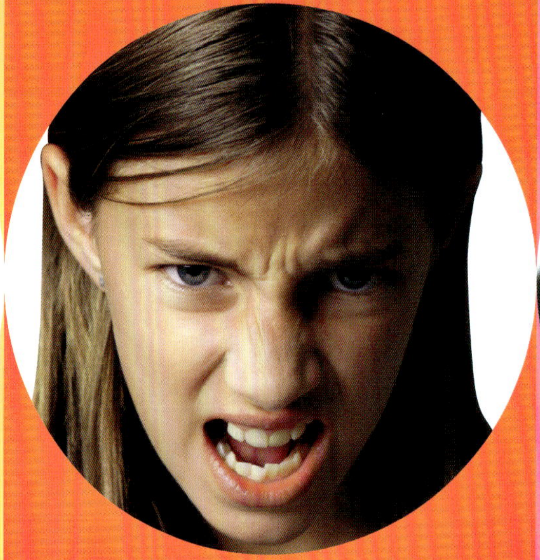

肌肉将眉毛下拉并向内集中，导致眉毛中间垂直皱在一起。眼距缩窄，呈现**怒视**的表情且目不转睛。嘴唇紧闭或张开，龇牙怒吼。血液冲向面部导致脸通红。

欣喜

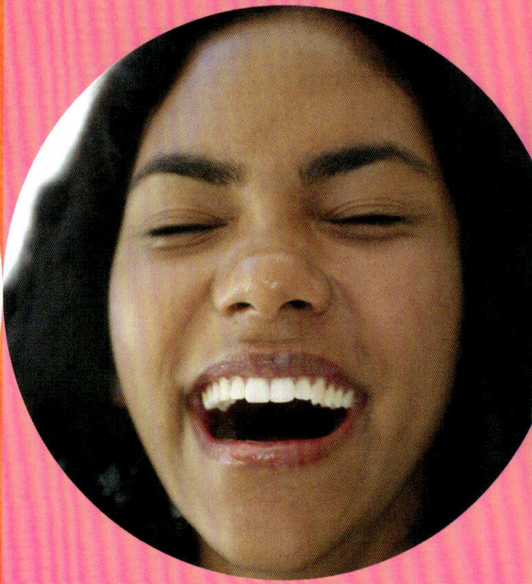

真正的微笑影响整个面部，脸颊抬高，眼睛旁边出现鸡爪纹，眼睛下方出现眼袋。嘴张开，上唇后拉，露出上面的牙齿。微笑还将**信号反馈**回大脑，增强愉悦的感受。

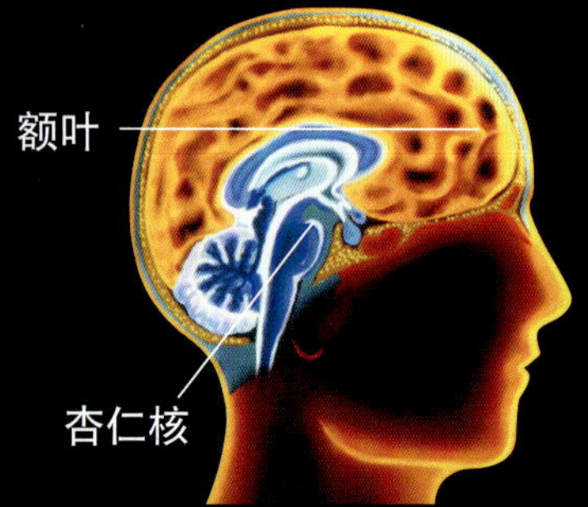

舒缓脾气

强烈的情绪是边缘系统中一个称为**杏仁核**的结构诱发的。大脑中更发达的部分——**额叶**作为“警察”使人们能够调控情绪，防止做出冲动的反应。额叶需很长时间发育，到20多岁才成熟。所以，儿童和青少年**脾气**难于控制是因为杏仁核产生了强烈的感受，但额叶还不够成熟，不能调控这些情绪。

全世界人显示面部**情绪**的方式都一样——微笑的意义在撒哈拉沙漠或亚马孙雨林都是相同的。心理学家认为存在6种主要情绪，每种都有特征性的面部表情。这些面部表情在大脑中由基因**程序化**。

就像基本 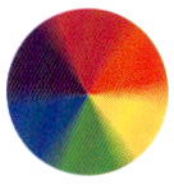 颜色一样，情绪也会混杂在一起。

惊讶

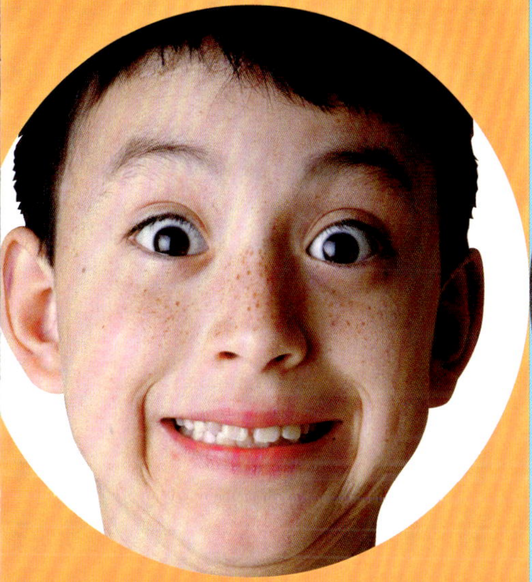

惊讶看上去与害怕相似，但仍有细微的区别。眉毛不仅上扬，还呈弧形。下巴下降张开，使嘴巴看上去松弛下来。眼睛睁大，露出眼白。惊讶很难隐藏起来，但是害怕可以掩饰。

悲哀

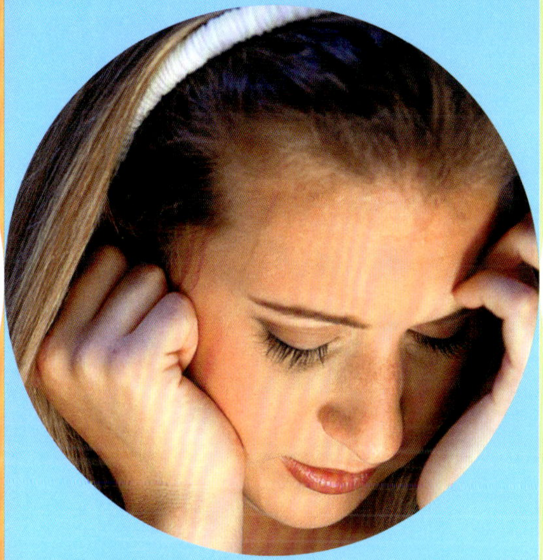

悲哀时会出现嘴角下垂，眉毛内侧上扬，眉头中间呈三角形，往往高高地皱成一团。眼睛湿润或发红，随时会流泪。但悲哀的人会将脸转向一边或捂着脸来掩饰这种表情。

厌恶

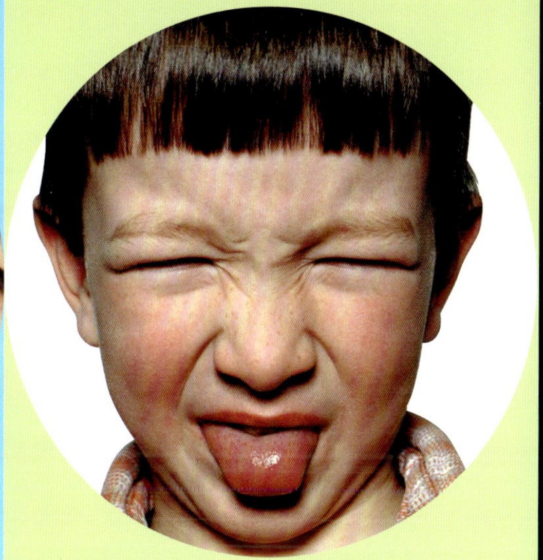

当一个人感到强烈的厌恶时，鼻梁和前额会紧紧地皱成一团。眼距缩窄，眉毛下垂，脸颊抬高。当某人脸上出现厌恶的**表情**时，也会导致旁观的人有厌恶的感觉。

情感日记

情绪不总是准确的：有时情绪过于强烈，呈过度反应。进行以下测试，看看情绪反应是否可靠：

- 下次当对某件事有强烈感受时，设法了解这种感受到底是什么，是什么引起的。将结论记录下来作为情感日记。每次有强烈感受时坚持做下去。
- 几天后再看看记录的内容。自己的感受是否已有所变化？在日记中记下评论。
- 2～3周后再看日记。自己的感受是比较准确还是过度反应？有些感受是否比其他感受更加可靠？这些记录会告诉你将来可在多大程度上相信自己的感受。

什么会使你感到害怕？

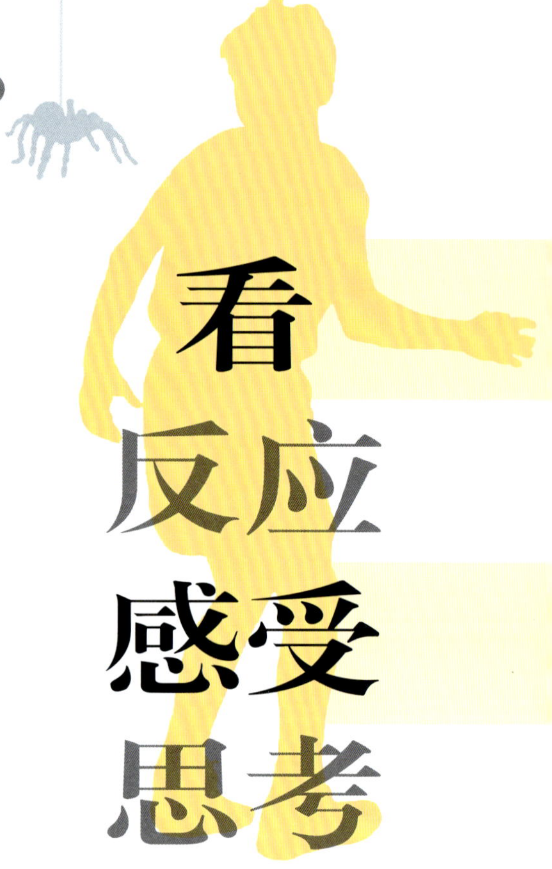

强烈的情绪如**害怕**、愤怒、惊讶和厌恶是基本的**本能**，可保护人们远离危险，保障其安全。强烈的情绪不仅影响意识状态，还能通过诱发出所谓的**唤醒**状态使全身准备做出反应。这一切发生得相当迅速，在你有时间思考到底发生了什么之前，身体已处于红色警戒状态了。

恐惧如何影响身体？

消化系统基本停滞，血液从消化系统转向供应肌肉，使得胃部不适。肾上腺素也刺激肠道。野生动物的这种反射会引起体重下降，便于逃逸。

眼睛睁大，允许更多光线进入。

血液冲向肌肉。

呼吸突然加快，引起喘息。

受惊以后**心跳加速**，使胸廓剧烈震动。加速的心跳有助于给肌肉传输额外的氧。

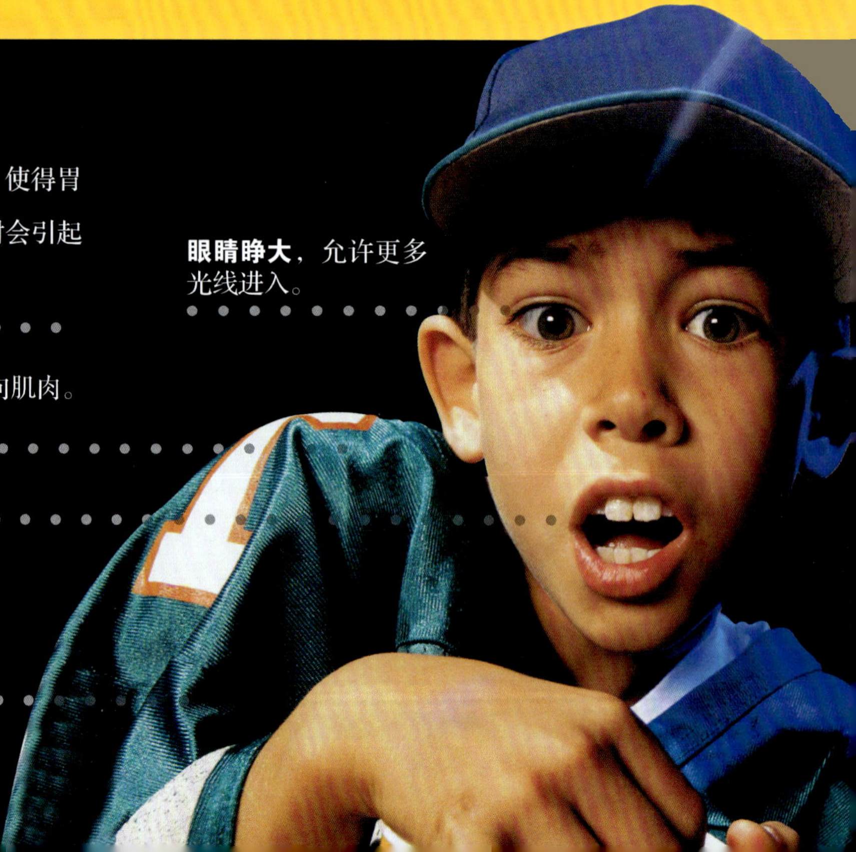

第一秒

恐惧是所有情绪反应中最强烈的。快如闪电的反应非常关键，传达恐惧采用的是大脑中的快捷途径，跨过了觉醒状态。当被恐惧笼罩时，第一秒会发生以下情况：

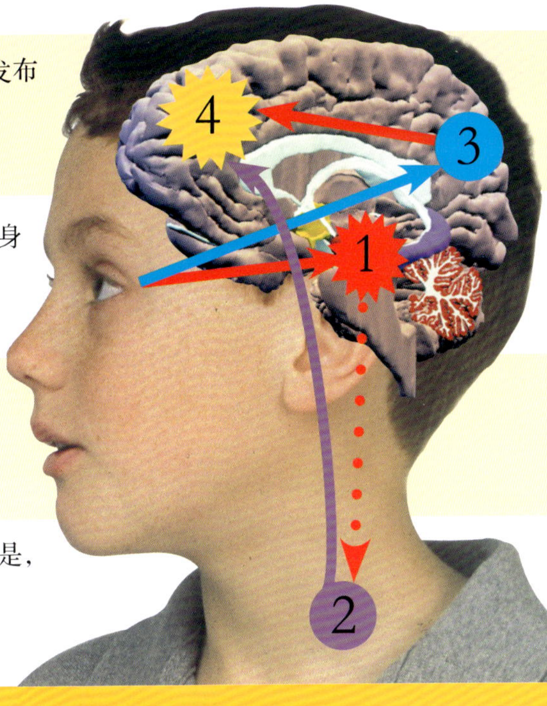

1 信号从眼睛或耳传到**边缘系统**，后者经快速分析后向身体发布危险信号。

2 通过神经系统和**肾上腺素**的调节，身体处于红色警戒状态。身体将信号反馈给**额叶**，使你感到害怕。

3 慢一点的信号从眼睛或耳传到**感觉皮层**，后者分析出实际所见，将信息传到额叶。

4 额叶经**思考**和**回忆**来确认威胁是否属于真正的危险，如果不是，将发送信号到边缘系统，使身体平静下来。

恐惧能对全身产生剧烈而迅速的影响。它通过刺激**交感神经系统**来增加觉醒水平，使心脏、肺和肌肉处于准备行动的状态。**肾上腺素**具有相同的效果，但它在血液中动作缓慢，当危险过去以后会使人发抖。

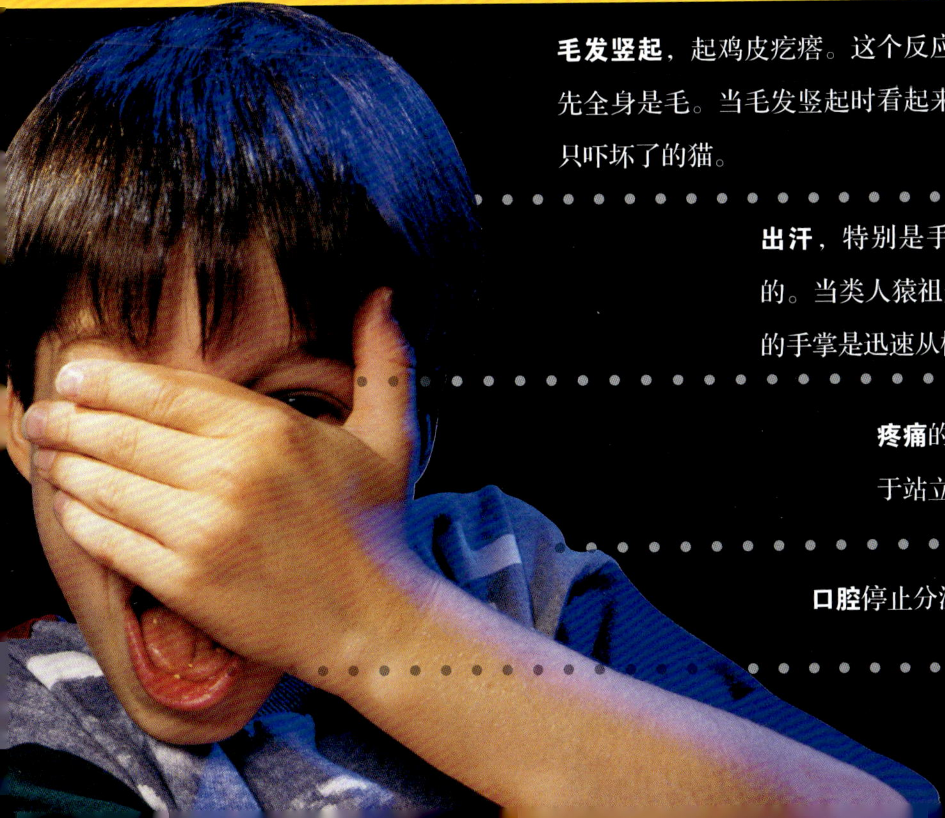

毛发竖起，起鸡皮疙瘩。这个反应是从远古传下来的。当时祖先全身是毛。当毛发竖起时看起来更强壮、更吓人——就像一只吓坏了的猫。

出汗，特别是手掌心。这也是从过去遗传下来的。当类人猿祖先生活在树林里时，潮湿、无毛的手掌是迅速从树枝上逃走的关键。

疼痛的敏感性下降。对疼痛的抵抗力有助于站立、战斗或迅速跑开。

口腔停止分泌唾液，感到口干。

你有恐

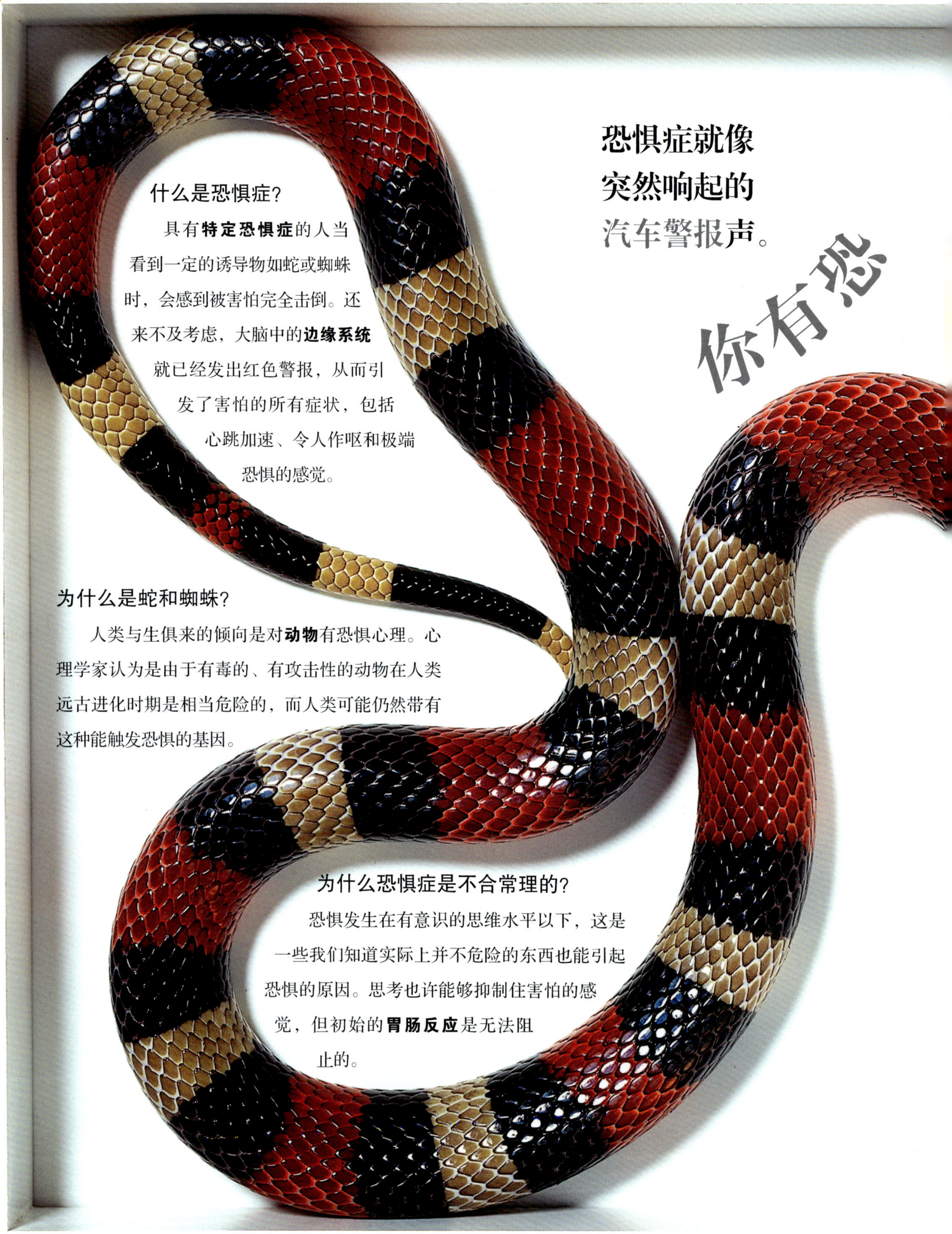

恐惧症就像突然响起的汽车警报声。

什么是恐惧症？

具有**特定恐惧症**的人当看到一定的诱导物如蛇或蜘蛛时，会感到被害怕完全击倒。还来不及考虑，大脑中的**边缘系统**就已经发出红色警报，从而引发了害怕的所有症状，包括心跳加速、令人作呕和极端恐惧的感觉。

为什么是蛇和蜘蛛？

人类与生俱来的倾向是对**动物**有恐惧心理。心理学家认为是由于有毒的、有攻击性的动物在人类远古进化时期是相当危险的，而人类可能仍然带有这种能触发恐惧的基因。

为什么恐惧症是不合常理的？

恐惧发生在有意识的思维水平以下，这是一些我们知道实际上并不危险的东西也能引起恐惧的原因。思考也许能够抑制住害怕的感觉，但初始的**胃肠反应**是无法阻止的。

惧症吗？

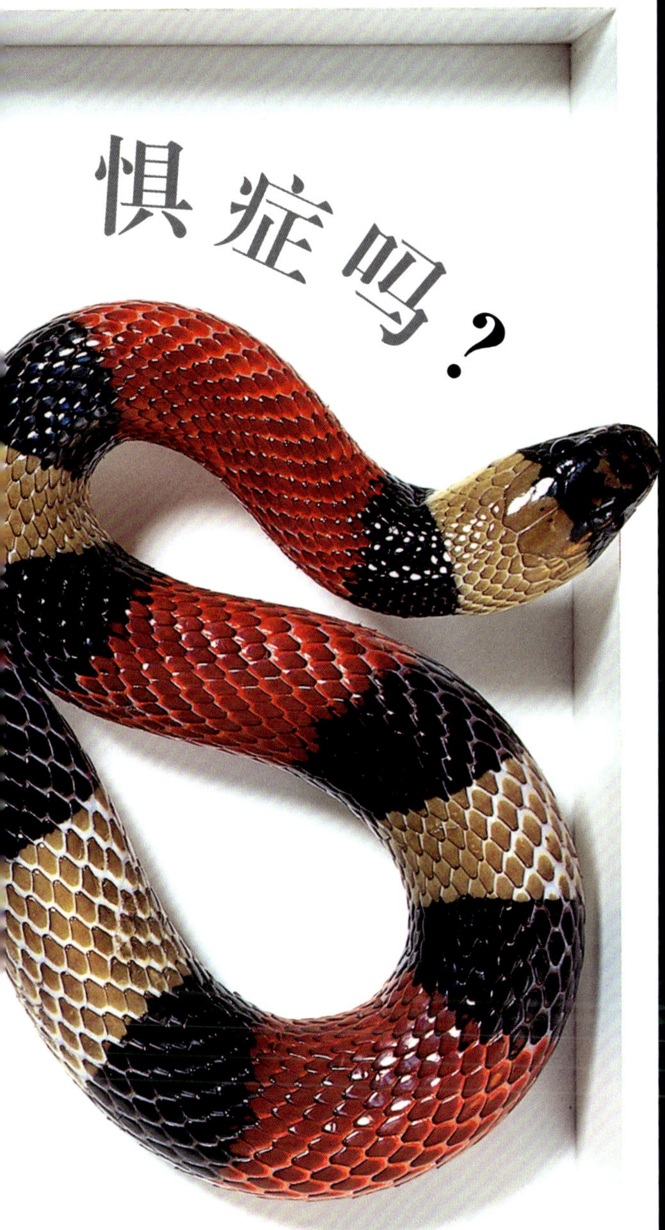

什么使人患上恐惧症？

调查结果显示，多达十分之一的人有恐惧症。同卵双胞胎往往有相同的恐惧症，这表明基因在引起恐惧症方面有一定的作用。但大多数恐惧症可能是后天获得的。儿童通过观察别人来知道应该怕什么。如果我们看到有人对某个东西特别害怕，我们自己可能也会非常害怕。

你害怕……

你害怕蜘蛛、血或高处吗？
大多数真正的恐惧来自动物、疾病或险境：

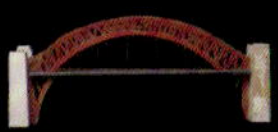
桥梁恐惧症：害怕过桥

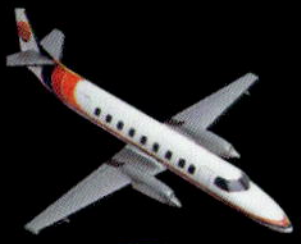
飞行恐惧症：害怕飞行

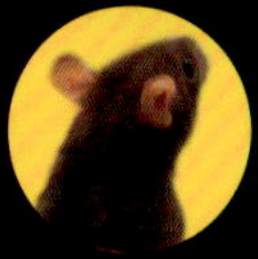
老鼠恐惧症：害怕老鼠

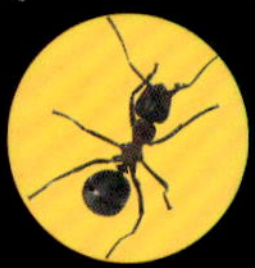
蚂蚁恐惧症：害怕蚂蚁

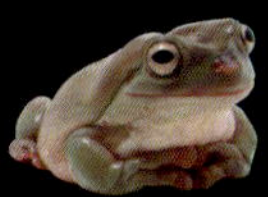
爬行动物恐惧症：害怕青蛙、蟾蜍和蝾螈

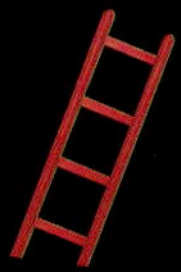
恐高症：害怕高处

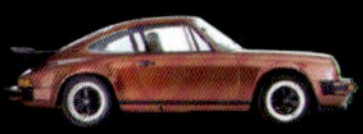
汽车恐惧症：害怕机动车

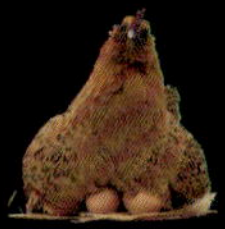
禽类恐惧症：害怕鸡

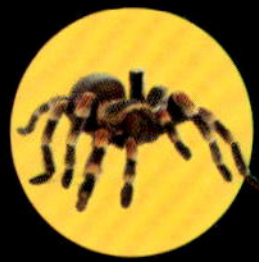
蜘蛛恐惧症：害怕蜘蛛

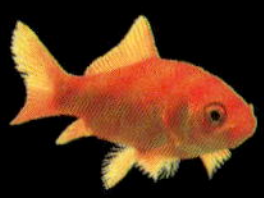
鱼类恐惧症：害怕鱼

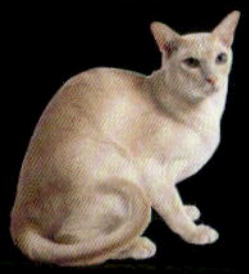
猫恐惧症：害怕猫

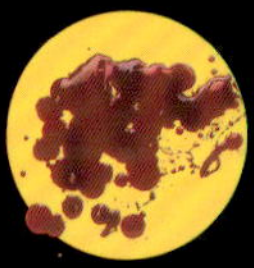
血液恐惧症：害怕血

有些恐惧症实际上只是不喜欢。
以下的恐惧症不会引起真的害怕：

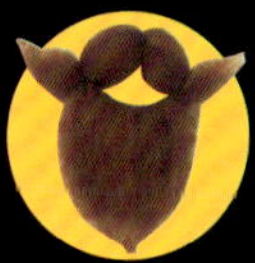
络腮胡子恐惧症：害怕络腮胡子

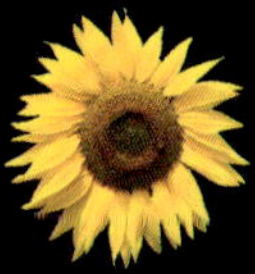
黄色恐惧症：害怕黄色

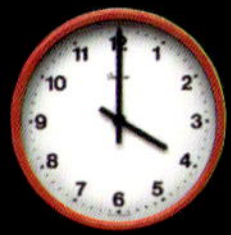
时钟恐惧症：害怕钟表

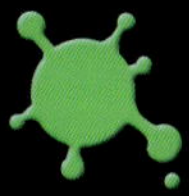
黏液恐惧症：害怕黏液

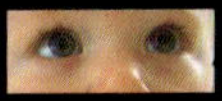
对视恐惧症：害怕被注视

8
数字8恐惧症：害怕数字8

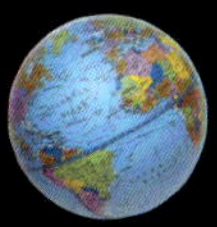
完全恐惧症：害怕任何东西

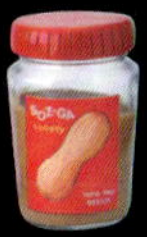
花生酱恐惧症：害怕花生酱粘在上腭

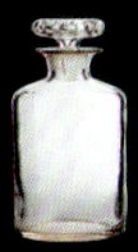
铁锈恐惧症：害怕毒物和铁锈

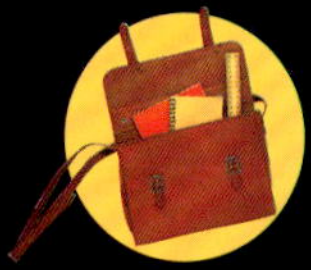
上学恐惧症：害怕上学

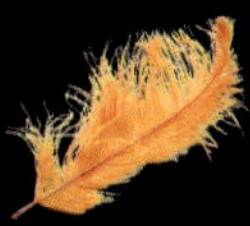
羽毛恐惧症：害怕被羽毛碰到

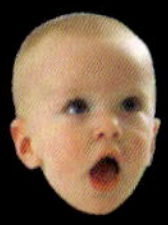
下巴恐惧症：害怕下巴

你能读懂面部表情吗？

如何识别说谎者

人们不只是用声音说谎，也会用假装的表情和姿势说谎。但是还是有一些线索会泄露秘密：

脸红

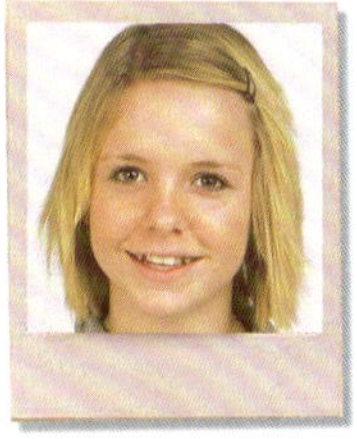

有些人在说谎时会不由自主地脸红，如果被识破会非常局促不安。

细微表情

老练的说谎者的高兴或悲哀看上去都那么令人信服，但如果仔细观察，会看到真正的表情一闪而过，不到五分之一秒。

压抑表情

不那么老练的说谎者有时会试图**压抑**面部表情。例如，可能会试图掩盖不自然的笑。

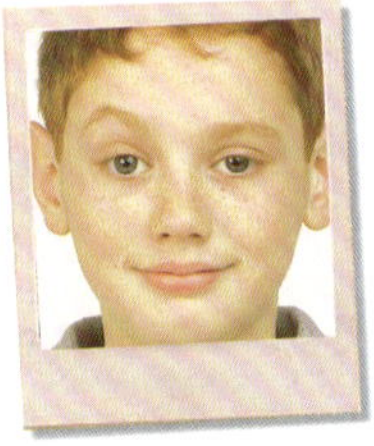

诚实的肌肉

面部的某些肌肉会比其他肌肉更诚实，特别是**眉毛**周围的肌肉。说谎者可能会微笑，但是眉毛可能上扬或拧在一起，表示感觉不爽。

摸脸

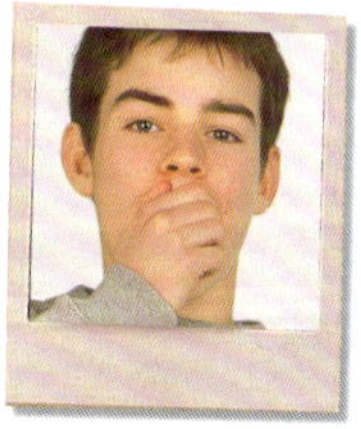

年龄小的孩子说谎时经常捂嘴，成年人和大点的孩子会有相似的但更为巧妙的姿势，如摸鼻子或咬嘴唇。

头部运动往往容易解释。头略微倾斜是**感兴趣**的表示，而头枕在手上则表示厌烦。把头扭开是拒绝的表示，但也可能是集中注意力的意思。如果头略微向后倾斜，则意味着这个人自以为**高人一等**。

眼睛流露出许多意思。如果你顺着他人注视的方向，你往往能发现他在想什么。当兴奋时瞳孔是**扩大**的，这一点不可能是装出来的。虹膜上方露出眼白是恐惧或震惊的意思。眼睛向后翻，露出下边的眼白是**蔑视**的意思，往往私下在别人背后才会这样做。

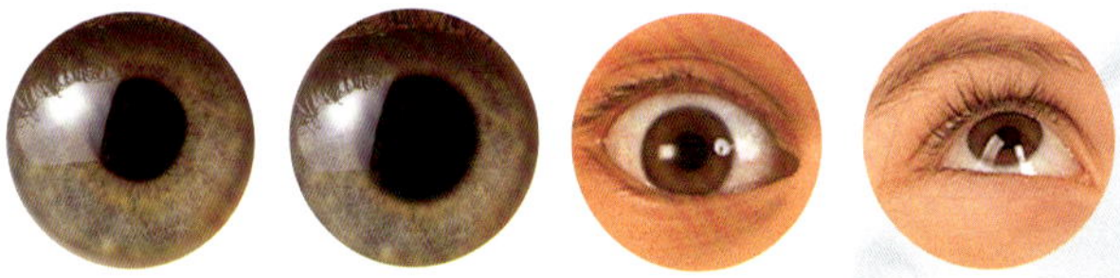

正常瞳孔　瞳孔扩大　露出眼白　翻眼

嘴的运动在许多明显的表示中会起作用，也能流露出内心的感受。如双唇紧闭表示**强忍愤怒**，打哈欠表示畏惧或紧张而不是疲乏，舔笔头或咬指甲表示紧张，不对称的微笑表示不感兴趣。

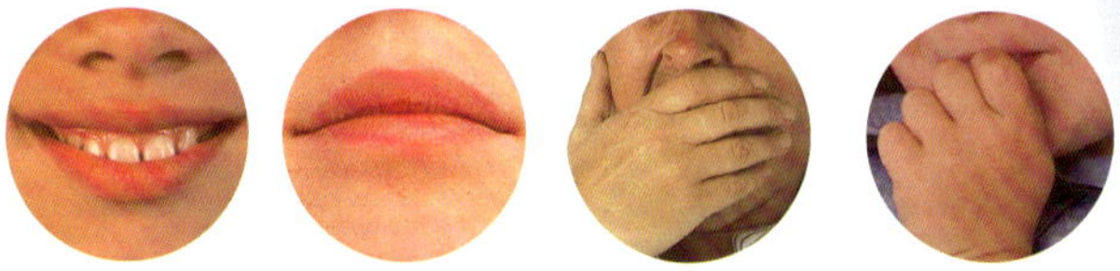

微笑　薄唇微闭　打哈欠　咬指甲

心理学家认为我们有大约**7000种**不同的**面部表情**，这些表情可以快速掠过面庞而我们往往却没有意识到。很大程度上社交能力取决于你是否能够轻易地看懂别人的面部表情，并了解其**内心的想法**和感受，特别是当他们试图掩盖些什么或不够诚实的时候。

眼神接触是深入交流的关键，但接触多长时间才合适？长时间眼神接触表示敌意或**着迷**，很少眼神接触表示不诚实、害羞或不喜欢。大多数交谈中，眼神接触是你来我往的，并且反复中断。如果是**暗送秋波**，那么眼神接触的时间会很长，并且目光会环顾面部。

眉毛是面部最诚实的部分。注意眉毛上面和两眉之间的皮肤——当着急或不自在时，就会无意识地出现细小的皱纹。

眼睑表示几种情绪。迅速眨眼表示紧张或着迷，但如果说谎或生气就会停止眨眼。发作性地**眼睑抽动**表示神经紧张。

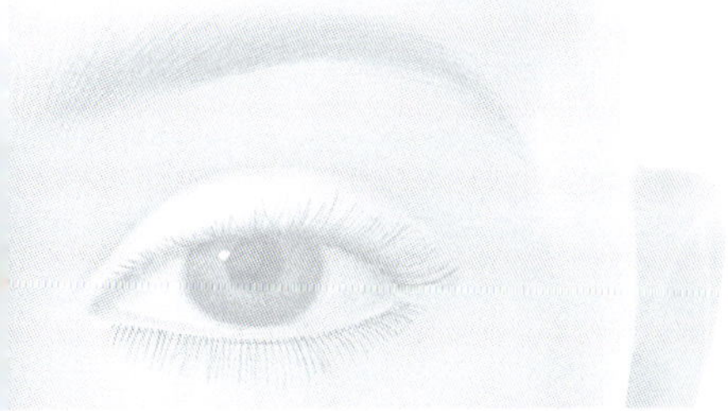

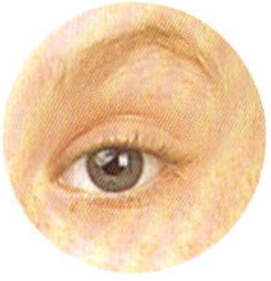
眉毛上扬

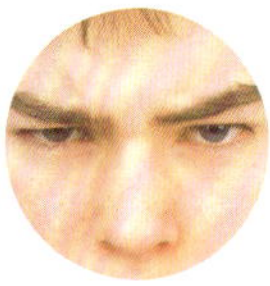
眉毛紧锁

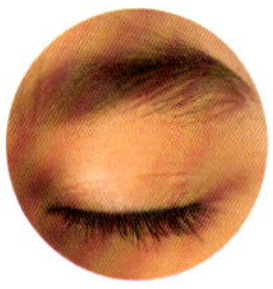
眨眼

鼻子运动通常表示负性情绪。当鼻子和眉毛紧紧地皱在一起时，说明非常不舒服。轻微地皱一下只是表明不喜欢，歪向一侧可能说明不同意。如果一个人的鼻翼舒展开，说明他认为你有吸引力。

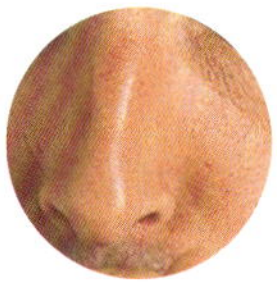
歪向一侧

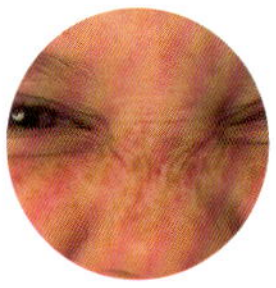
轻微皱缩

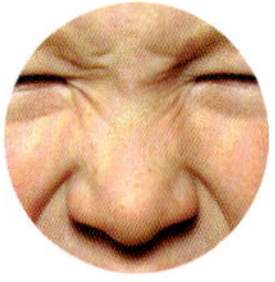
紧紧皱缩

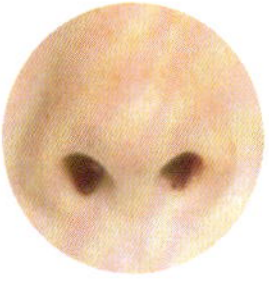
鼻翼展开

如何识别假笑

识别假笑的窍门是注视发笑者的眼睛。

- 真正的微笑会在**整个面部**伸展开，抬高脸颊，使得眼睛皱在一起。
- 眼角会出现鸡爪纹，眼下方出现眼袋，眉毛下垂。假笑时虽然嘴动了但眼睛仍显得**冷酷而且处于中位**。
- 假笑有时会在时间上不合拍。可能会迅速出现，**突然消失**。持续时间太长（僵笑）或太短（一闪而过）。
- 真的笑容往往非常**对称**，但假笑看上去**歪歪扭扭**，非常不舒服。

从下图中识别假笑

1
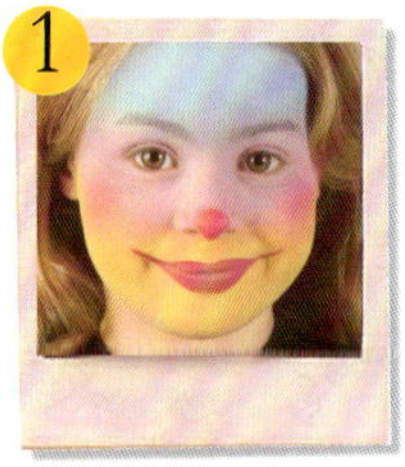

2
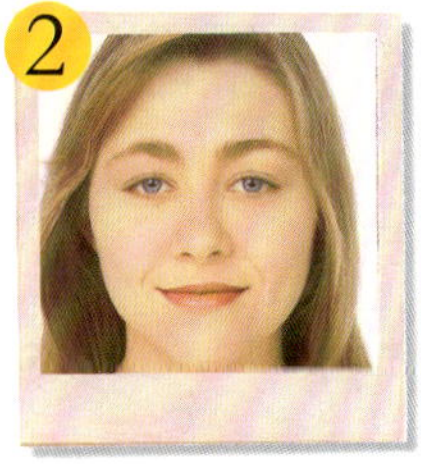

3

4
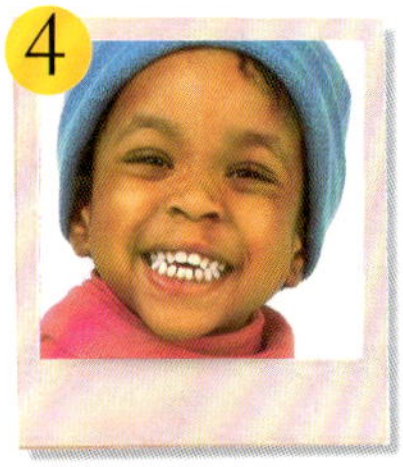

5
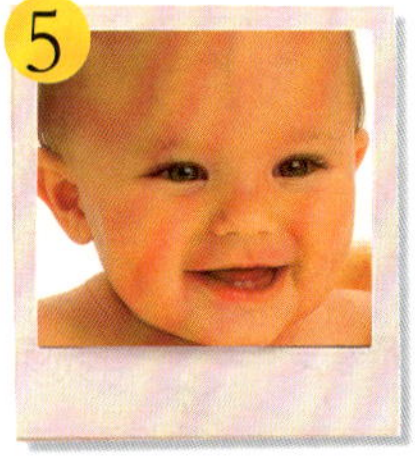

6

（答案见第94页）

什么是肢体语言？

在公共场所如商店和街道，其他人可以进入我们的**社交区**

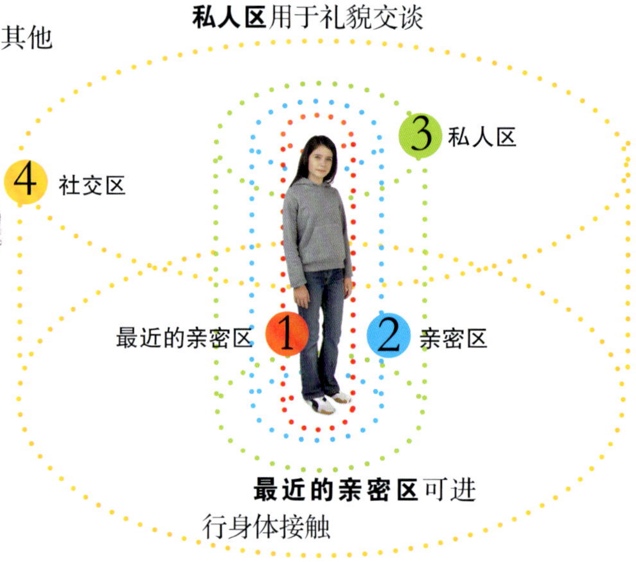

头部注视但身体转开是对抗的征象

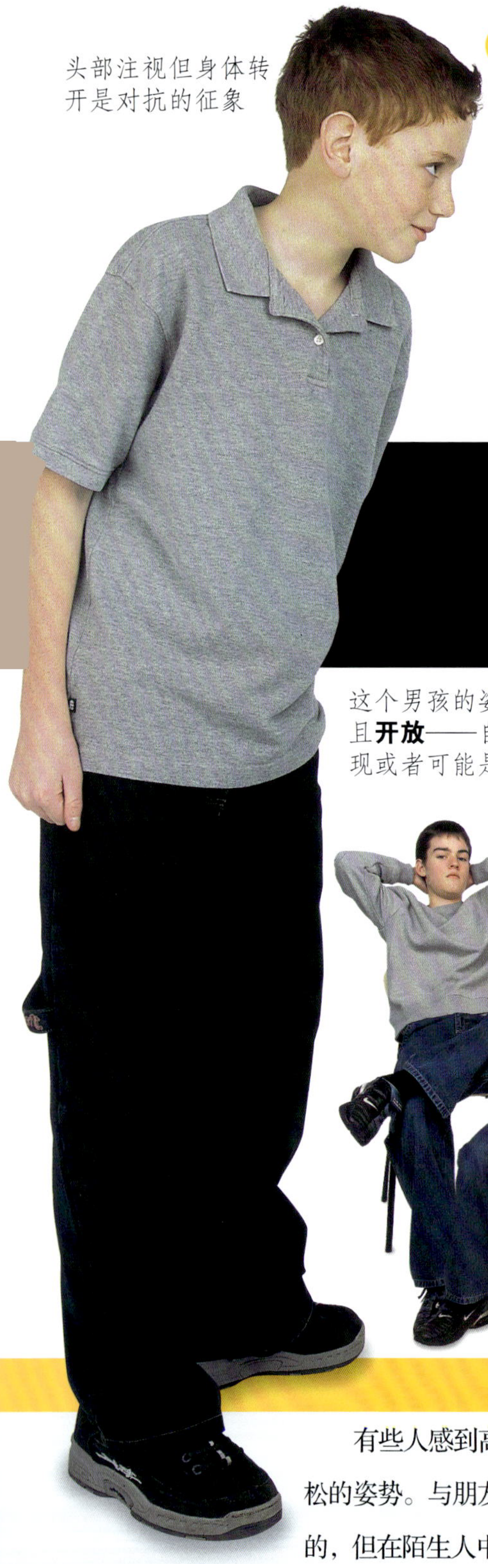

个人空间

我们允许别人靠多近取决于我们对这个人有多熟悉。陌生人通常不能越过社交区或私人区，只有最要好的朋友和家人能进入亲密区。个人区域的界限取决于性格和成长于怎样的文化氛围。

语言和面部表情不是**交流**的唯一方式，我们也用身体交流。一些姿势是经过深思熟虑的，但许多肢体语言是无意识的。我们也会**无意识地**阅读肢体语言——你可能感觉到某人喜欢或不喜

这个男孩的姿势放松且**开放**——自信的表现或者可能是傲慢。

政治家有时会在演讲中采用**握拳**的姿势。

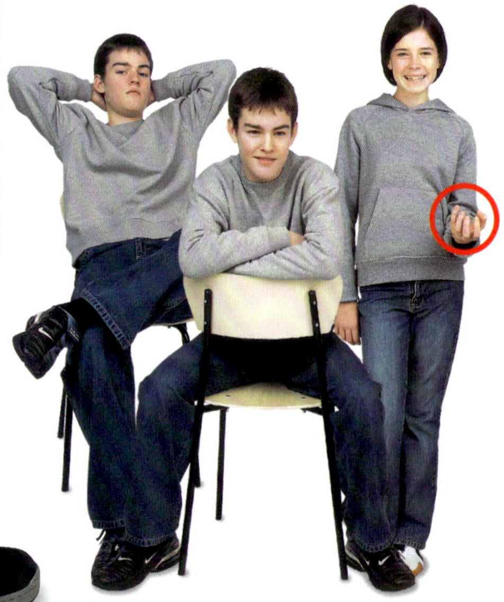

手藏在身后，目光低垂表示顺从。

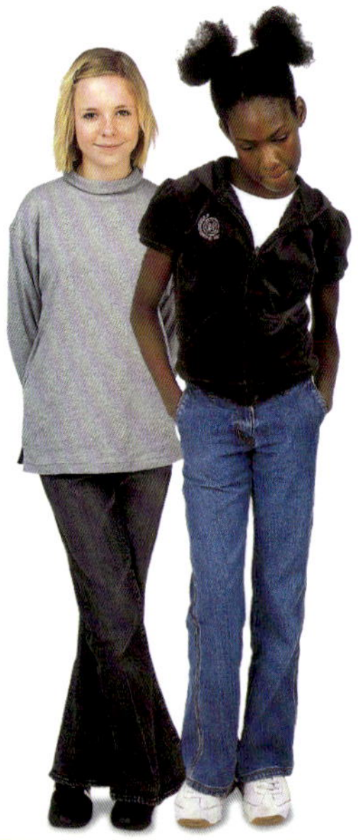

这两个女孩无意识地互相模仿。

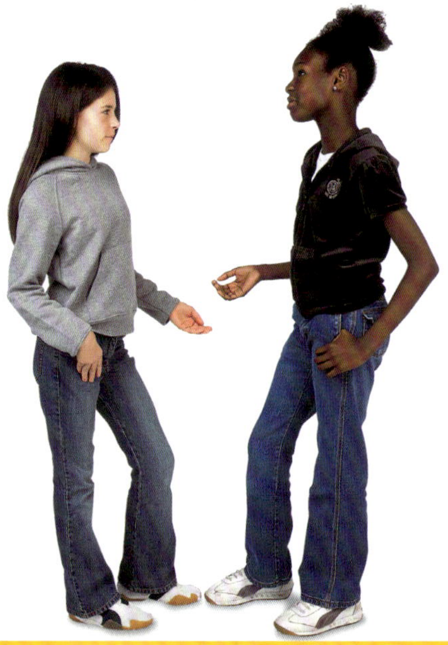

主导

有些人感到高高在上或**强势**时表现为放松的姿势。与朋友或家人在一起放松是正常的，但在陌生人中间则显得自以为是。

服从

服从是强势的对立方。顺从的人或安静地站立或端坐，双手下垂。

模仿

如果两个人相处得特别好就会无意识地**模仿**彼此的姿势。

两个人保持身体面对面就将第三者**排除**在外。

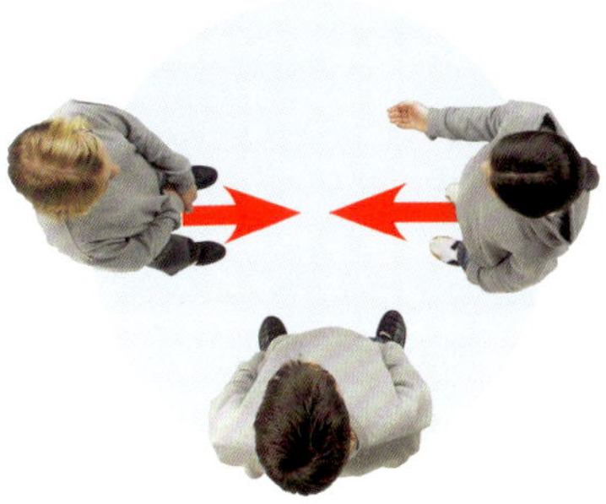

女孩身体互相转过来，脚互相对着，男孩会感到被排除在外。

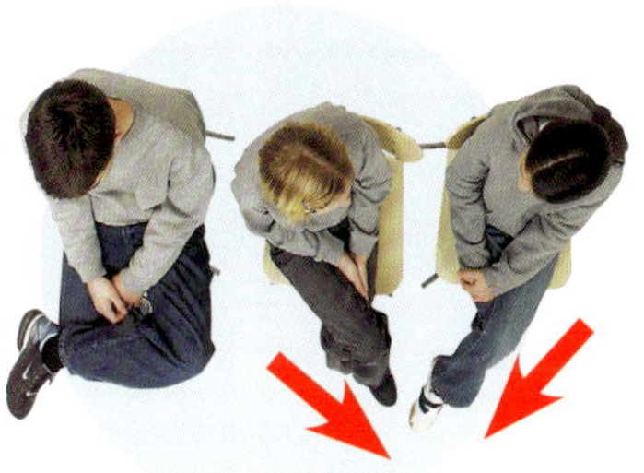

这个女孩私下喜欢这个浅黄色头发的男孩。

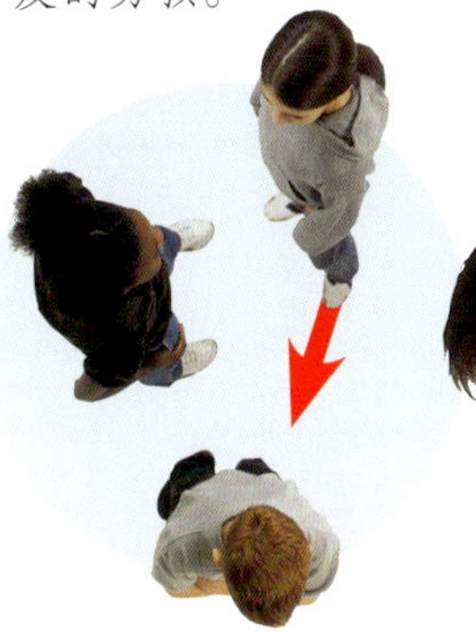

攻击性

当男孩之间正酝酿一场争斗时，他们会**摆好姿势**，脸正对着而身体微微转开，双眼怒目而视，眨也不眨。

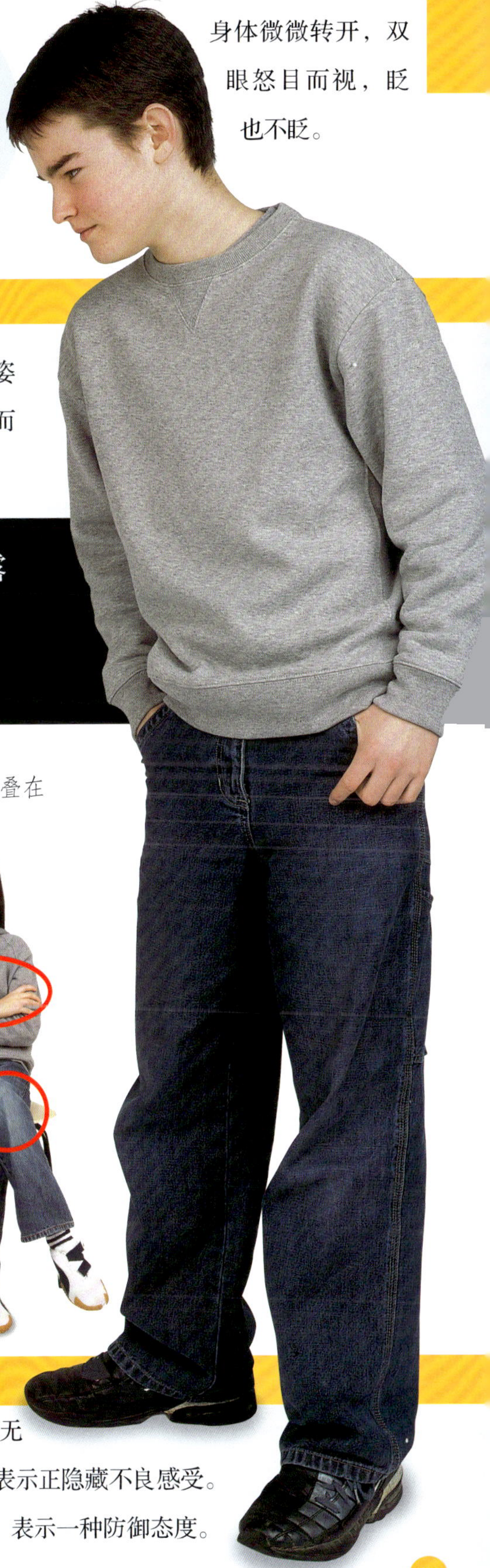

身体指向

在聚会等社交场合，身体面朝的方向是很重要的。两个人保持其身体的面对面姿势可使第三者**不自在**。即使为了礼貌而偶尔转转头，第三者仍会觉得自己是局外人而感到尴尬。人们可能无意识地将身体一部分朝向私下正考虑的某人或某物。

欢你而不知道为什么。肢体语言可发出**强有力的信息**，也可泄露你私下的感觉。

揉眼睛　摆弄手和脚　拽耳朵

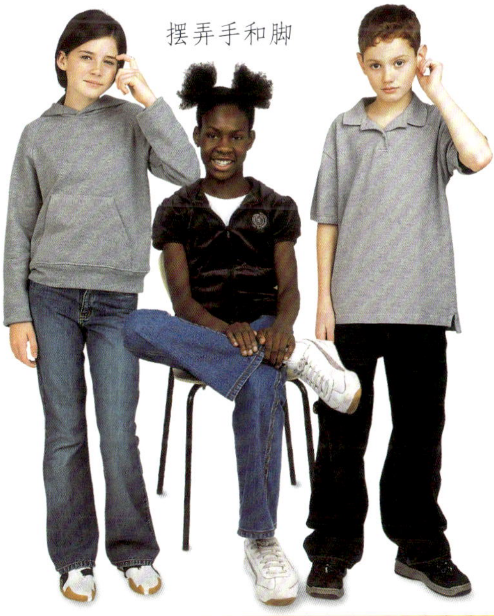

踝部交叉，双手紧握　手臂和腿叠在一起

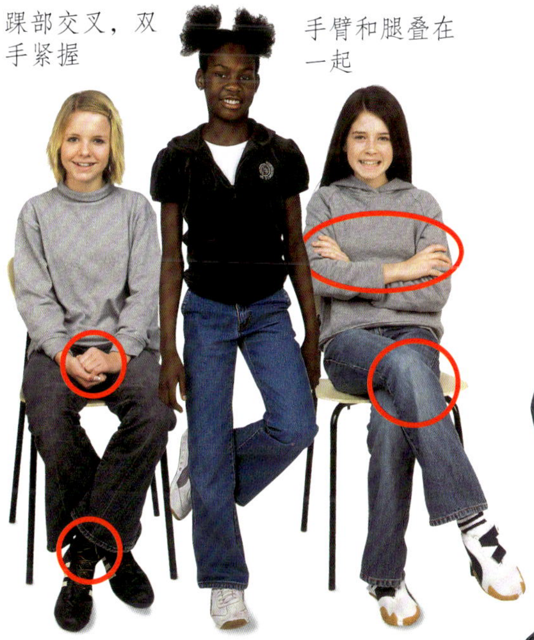

不诚实

说谎时人往往感到不自在，这时他们会**摆弄东西**或摸自己。与摸脸一样，说谎者可能会移动椅子或开始不停地挪动脚。

防御性

当感到焦急或被动时，人往往无意识地采用封闭的姿势。踝部交叉表示正隐藏不良感受。**脚交叉**（中间）是典型的女性姿势，表示一种防御态度。

你有说话方式吗?

你的基因造就了你讲话所需的最基本的结构，但是有关说话的方式主要取决于你的成长过程，从**口音**、**语言**到**遣词造句**，甚至你的幽默感。

常见问题解答

如何学会说话?

婴儿**天生**具有学习语言的能力而且不需要人来教，甚至在出生以前胎儿就会有意识地倾听声音。出生后他们可咿呀地发出世界上所有语言的元音和辅音，但到6个月时就会缩小到他们能听到的语言。幼儿3岁时就掌握了其语言中大部分重要的词汇。

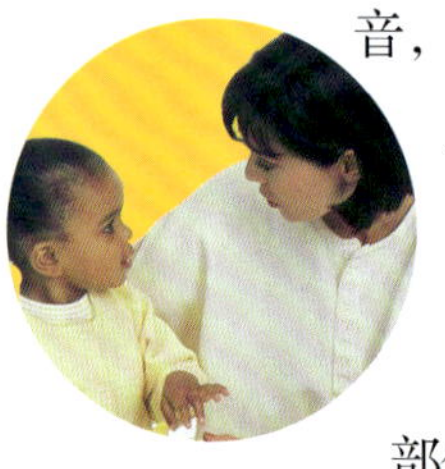

口音来自何处?

人们所说的语言和口音取决于居住的地域。大多数人会从朋友而不是父母那儿学到口音（以及俚语）。儿童时期可流利地学会任何口音和语言，但到了约11岁时大脑学习新的口音的回路减弱，因此在青少年时期形成的口音有可能伴随一生。

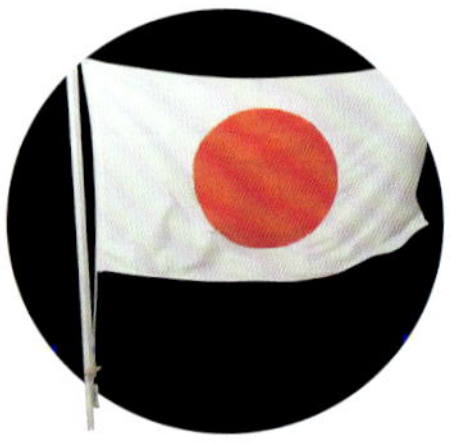

声音来自何处?

声音来自**声带**——咽喉深部的两条可振动的索条样组织。说话时**触摸喉部**可以感觉到声带震动。当耳语时触摸喉部就没有任何感觉，就好像只是用嘴在发声一样。嘴对于说话非常重要。嘴形变化可发出元音——当你说**ooo**、**eee**、**aaa**时看看镜子。你也可用嘴唇、舌和牙齿发出辅音。

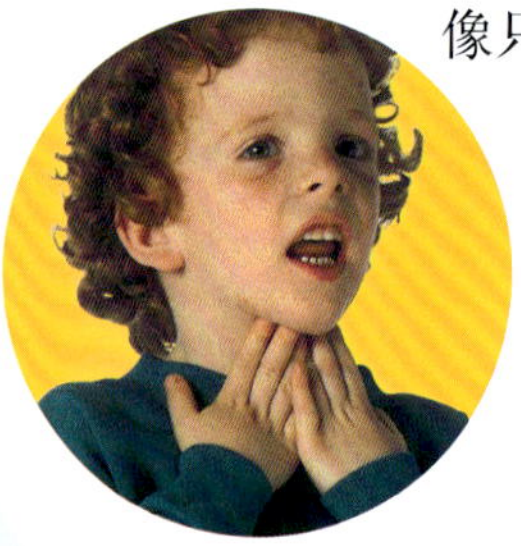

词汇量多大?

你知道的词汇取决于年龄、阅读量和所说的语言。美国高中生平均知道约**40000单词**，只是英语所有词汇的十分之一。即使如此也远远够用，大多数人在日常生活中只用1000～2000个单词。

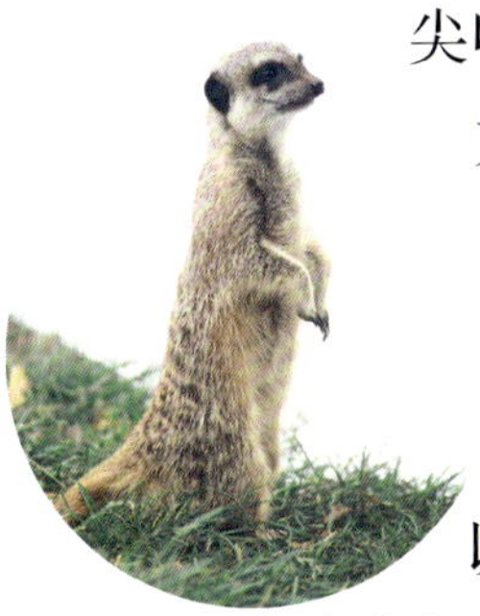

动物能说话吗？

动物用多种方式交流——嗥叫、吟唱、尖叫、气味标记和各种躯体语言。有些动物如非洲獴甚至呼喊简单的**词汇**来警示不同的摄食者如鹰、豹和蛇。

但是有一样是只有人类能做到的：语法。通过语法规则，人类能安排单词以不同的组合来造句，每个组合都有独特的含义且容易理解。

从未听过的声音可能是自己的声音。

我的声音像什么？

由于颅骨的震动，你能部分听到自己的声音，但是不能正确地听到。将声音录下来然后回放来听听你的真实声音。声音的基础部分和音调取决于喉和嘴的大小和形状。但所说的元音和辅音则与语言和文化有关。

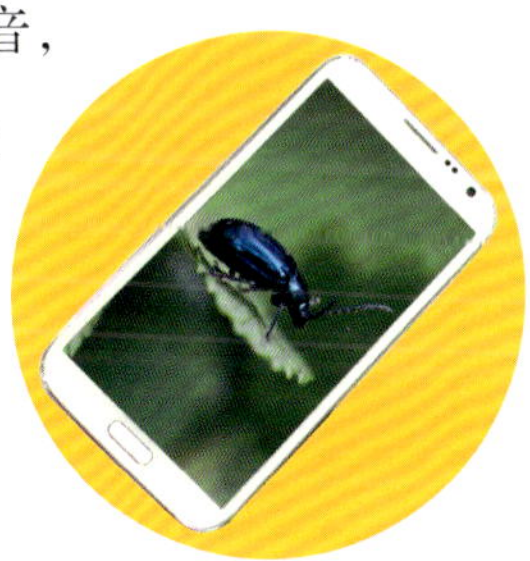

常见问题解答

姿势有什么用处？

要想知道手的姿势对语言有多么重要，试试只用词语来描述“螺旋”这个词，或下次打电话时试着保持手不动。我们在成长过程中通过模仿周围的人从而无意识地学会了姿势。走、站、坐和手的姿势可能都是在模仿你的家人。

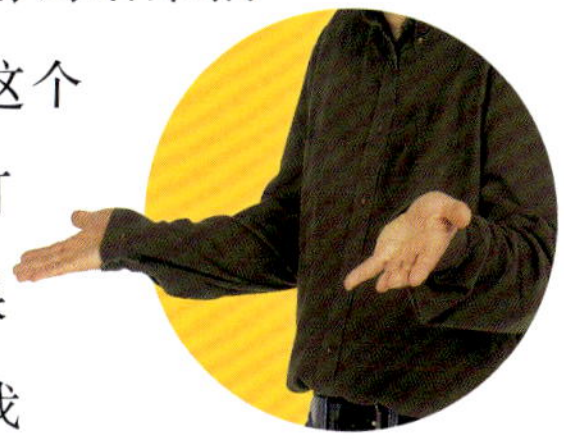

什么使你发笑？

对同卵双胞胎的研究结果显示，幽默感与口音和语言一样来源于生长的环境而不是基因。发笑是我们交流的很重要的方式，可加强社交联系。一些科学家认为发笑和猴子**清理毛发**具有相同的生理作用。猴子每天花费几个小时来为亲属和好朋友理毛。这样做可以刺激大脑释放化学物质**内啡肽**，可舒缓压力。

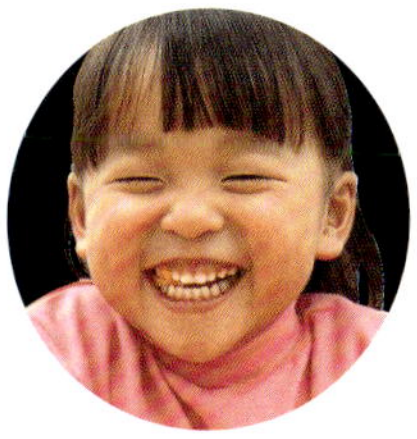

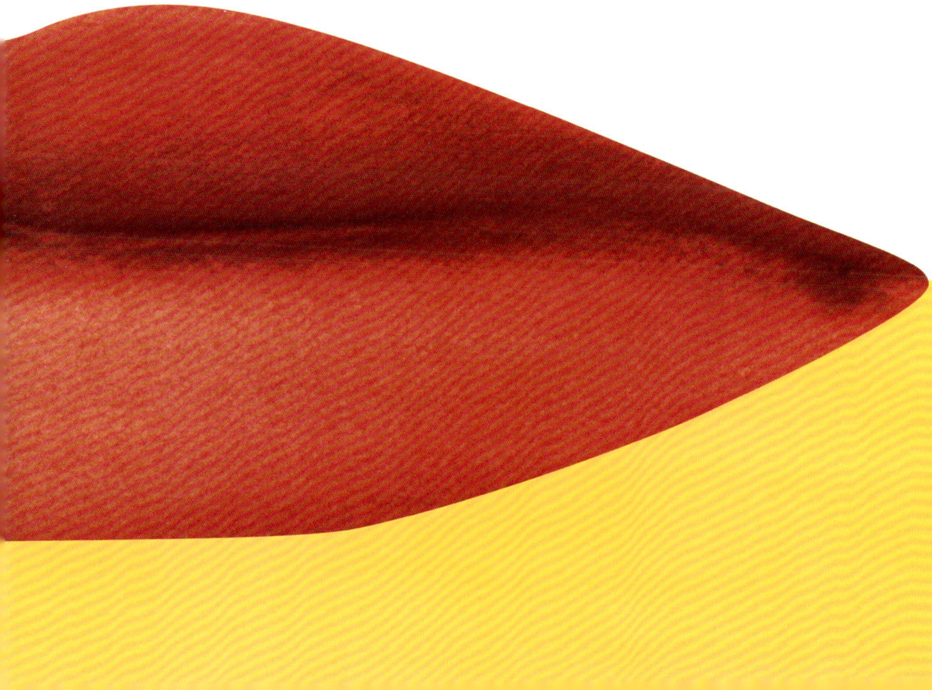

什么是阅读障碍？

部分人由于患上一种称为**阅读障碍**的疾病而难以阅读和书写。例如，有阅读障碍的人非常难以区分字母b和d或数字6和9。阅读障碍的人智力与常人无异，生活中往往非常成功。

我有多大的潜能？

发挥你的强项

了解你的潜能就是知道你的长处并最大限度发挥出来。心理学家指出人至少有7个不同领域的自然能力或称作智力。你有何种**技能**？

- **人际** 你能迅速体会到他人的想法或感觉吗？
- **个人** 你真正了解你自己的感觉和情绪吗？你能自我认知吗？
- **生理** 你能迅速掌握躯体技能如驾驶、滑冰、运动或新的舞步吗？
- **音乐** 一首歌听了一遍后你能哼出来吗？你能唱出优美的曲调吗？
- **空间** 你觉得看地图或操作机械容易吗？
- **语言** 你渴望阅读或擅长写作吗？
- **逻辑** 你觉得数学或计算机方面的知识容易掌握吗？

我的弱点是什么？

某些方面有弱点并不可怕。你不会做太妃糖并不会妨碍你成为公司主管或奥运会运动员。但是有些能力对每个人都是重要而且值得提高的。每个人在家中、学校或工作中都会与别人接触，人际交往能力就显得特别重要。人际交往能力强的人**生活一帆风顺**，事业上得到提升也非常快，而能力差的人则难以成功，除非学会适当的社交技巧。这些技能当然是可以学会的，而且确实每个人都是在成长过程中学会的。

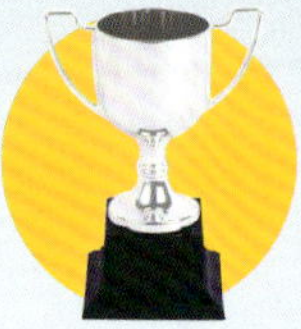

我能成功吗？

你只需两样东西就能成功：一定的天赋和**坚持不懈**的意志。即使是天才也需要努力才能成功。例如，发明家托马斯·爱迪生所言：“天才是1%的灵感加99%的汗水。”作曲家莫扎特也是经过多年的训练后才成为音乐天才的。实际上当他12岁时已经演奏5年了。同样，阿尔伯特·爱因斯坦儿童时期都花在阅读非常难的数学和哲学书上。真正高素质的天才不单单是努力，还需要**创造性的思维**和灵光一现。天才可打破陈规，发现解决问题的新方法，而普通人只会按部就班。因此创造性的秘密何在？心理学家认为在一件事情上反复实践10000个小时就能做得相当好，而且你在这一方面就能够具有创造性。10000个小时听上去很多，但实际上只需花费5年而已。

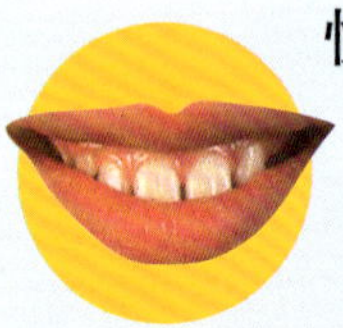

快乐的秘密是什么？

如果你不快乐，成功又有什么意义？对大多数人来说，生命的真谛就是获得**快乐**。人们千百年来一直在探索快乐的秘密，最近心理学家获得了答案。如果研究结果是正确的话，快乐的秘密实际上非常简单。首先，喜欢与人共处而不是独处就更容易获得快乐。其次，如果期望不是过高就更可能快乐。最后，不要忘了看到事情积极的一面。

成功的秘密就是知道自己的长处

你认为你注定会**成名**和**富有**吗？你担心不能发挥你的能力来获得应有的成功吗？

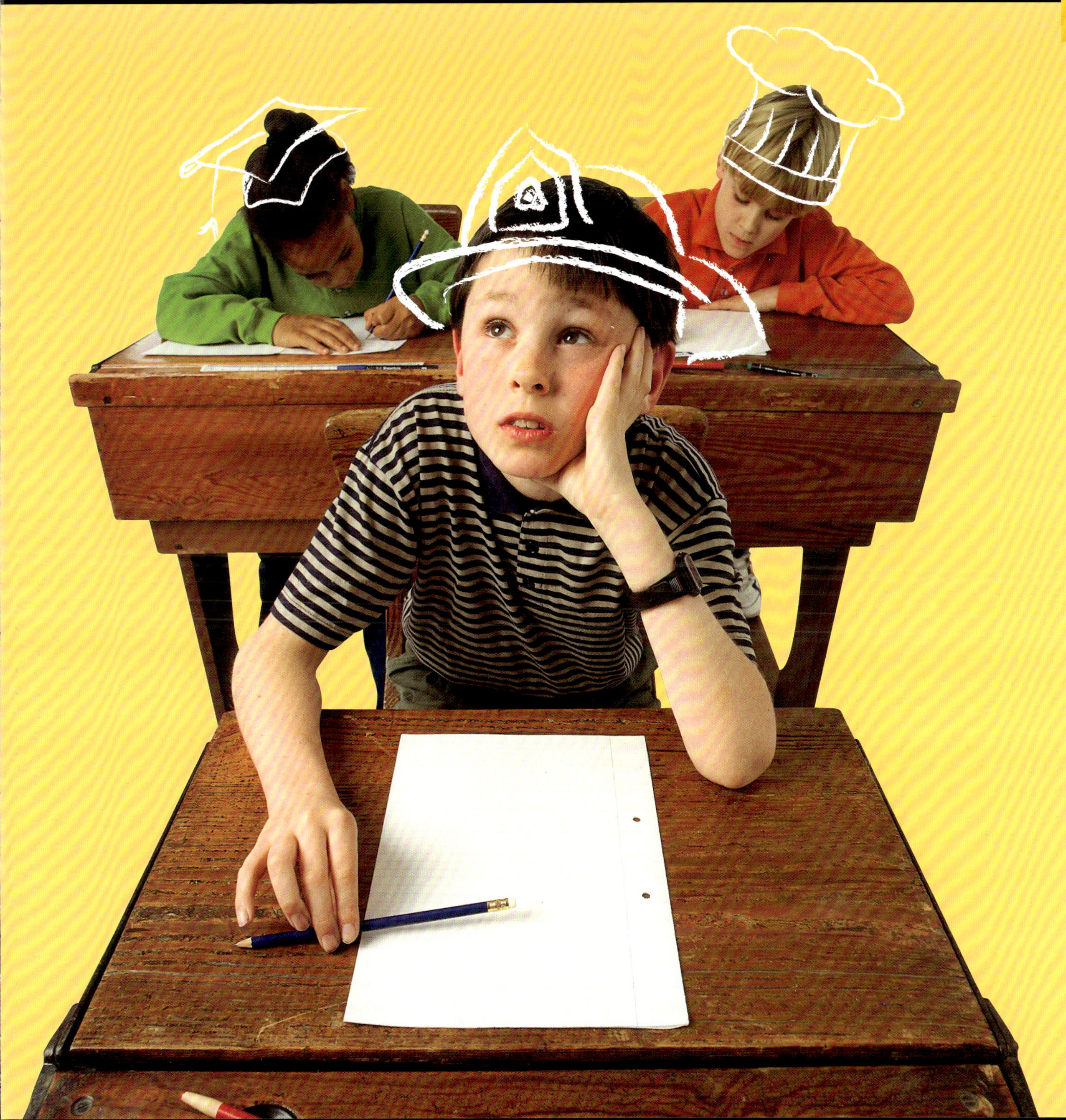

并发挥自己的强项。

词汇表

青少年
人介于儿童和成人之间的时期。

肾上腺素
“战斗或飞行”激素，使身体随时准备作出快速反应。

过敏原
能够激活免疫系统过敏的无害蛋白质（或蛋白质-碳水化合物复合物）。花粉是常见过敏原。

过敏
免疫系统对无害物质如花粉或灰尘的异常反应。

杏仁核
大脑边缘系统中的杏仁样结构，对情绪反应具有重要作用。

抗体
由特定白细胞产生的蛋白质。每种抗体有特殊的形状使之能和特定的病原相结合。

动脉
携带离心血液的厚壁血管。

原子
不能再分开的微小粒子（核反应除外）。

细菌
显微镜下可见的单细胞生物。一些细菌能致病。

毛细血管
显微镜下能看到的血管之一，血液通过毛细血管到达身体的每一个细胞。

碳
人体主要元素之一。有机物分子中碳原子连在一起形成长链。

细胞
组成生物体的建筑单位之一。正常情况下细胞有胶冻样内容物和一层外膜。在显微镜下才能窥见。

小脑
大脑后面的菜花样结构，在保持平衡和协调肌肉运动方面具有重要作用。

大脑皮层
大脑的皱褶样外层部分。

染色体
细胞内携带DNA的显微结构之一。

克隆
从一个生物体的体细胞发育成另一个生物体，在遗传学角度二者是完全一致的。同卵双胞胎属于自然克隆。

知觉
清醒且对世界有自知力。

DNA
脱氧核糖核酸，一个很长的螺旋状分子，携带作为化学密码的基因。

DNA指纹
DNA断开成为DNA片段，并在胶冻样介质中分离而成的条带。警察和法庭利用DNA指纹来确定人的身份。

显性基因
一个基因掩盖了另一个基因，称为显性基因。

卵细胞
女性性细胞。

元素
不能再分解成更简单物质的化学物质。

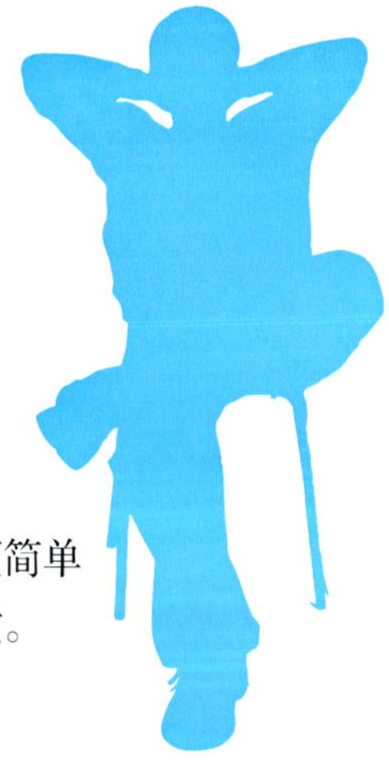

胚胎
动物或植物发育过程中最原始的阶段。

内啡肽
在大脑中释放，能缓解疼痛的神经递质。

酶
加速特定化学反应的蛋白质。消化酶能加速大的有机分子分解成小的片段的化学反应。

受精
精细胞和卵细胞融合形成一个新的个体。

额叶
大脑皮层的主要部分之一。额叶对于制订计划和作出决定很重要。

基因
DNA分子携带的遗传结构。在繁殖过程中基因从父母传给后代。

基因组
一个生物体的所有基因。

病原体
能致病的微小生物，如细菌或病毒。

血红蛋白
红细胞中能够携带氧的蛋白质。血红蛋白含有铁，使血液呈红色。

海马体
大脑中海马样结构，有存储记忆的作用。

组织胺
白细胞释放的物质，能使组织疼痛、发炎。在发生过敏反应时或病原体、脏东西进入体内时被释放。

激素
由腺体分泌入血的物质，对身体的其他部分具有远程调控作用。

免疫系统
组织和细胞构成的复杂系统，使身体免遭病原体的入侵，如细菌和病毒的侵袭。

IQ
智商，检测数字、空间和语言能力的体系。

虹膜
眼睛的有色部分。虹膜是控制瞳孔大小的肌肉。

关节
两块骨的连接点。

边缘系统
大脑中央结构的集合体，对情绪和潜意识具有重要作用。

分子
一组以化学方式连接的原子。如水分子由两个氢原子和一个氧原子组成。

黏液
由口、鼻、喉、肠道内膜产生的黏稠的液体。

神经
一束长的神经细胞纤维。神经传输大脑和身体之间的电信号。

神经元
单个神经细胞。

神经递质
存在于两个神经元之间的微小间隙（触突）中的化学物质，能将信号从一个神经元传给另一个神经元。

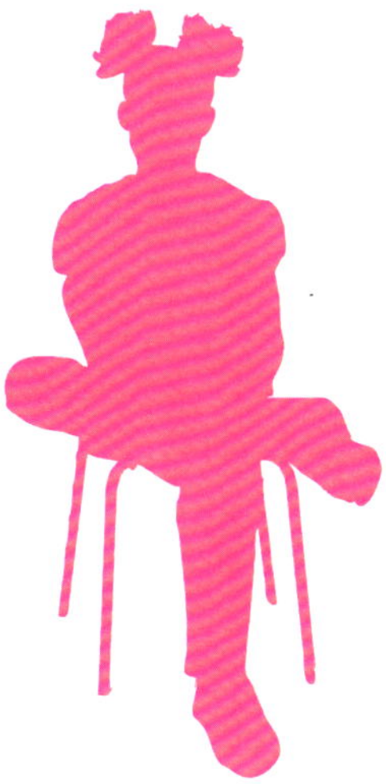

器官
具有特殊功能的身体结构，如心脏、胃或脑。

器官移植
外科大夫用其他人的健康器官代替病人病变器官的手术。

氧
我们呼吸时血液从空气中摄取的气体。细胞需要氧来释放食物中的能量。

胎盘
发育中的胎儿在子宫内从母体吸收氧和营养物质的器官。婴儿通过脐带与胎盘相连。

蛋白质
由氨基酸链组成的复杂生物分子。肌肉和毛发主要是由蛋白质构成。在生物体内称作酶的蛋白质控制着大多数化学反应。

心理分析师
通过与患者讨论梦、记忆和孩童时的家庭关系来试图治疗患者的人。弗洛伊德是心理分析之父。

心理学家
研究精神、行为和人格的科学家。

青春期
身体出现性征发育的时期。

瞳孔
眼睛中央的黑圈。瞳孔是光线进入眼睛的孔道。

隐性基因
被显性基因掩盖的基因。

感觉中枢
大脑中处理从感觉器官传入的信息的部分。

精子
男性生殖细胞，由睾丸产生。

潜意识
人类心理活动中未被觉察的部分。

交感神经系统
身体神经系统自主部分的两个主要分支之一。交感神经系统使身体准备行动。

肌腱
将肌肉与骨连接的非常强健的纤维组织。

睾酮
男性性激素。睾酮刺激男性在青春期发育男性性征。

组织
由同样细胞组成的结构，如皮肤、骨或肌肉。

静脉
输送回心血液的薄壁血管。

病毒
形式非常简单的生物体，通常具有被蛋白质外衣包裹的完整DNA。病毒通过感染细胞进行繁殖，这一过程往往可致病。

维生素
身体需要量很少但很重要的复杂有机物。

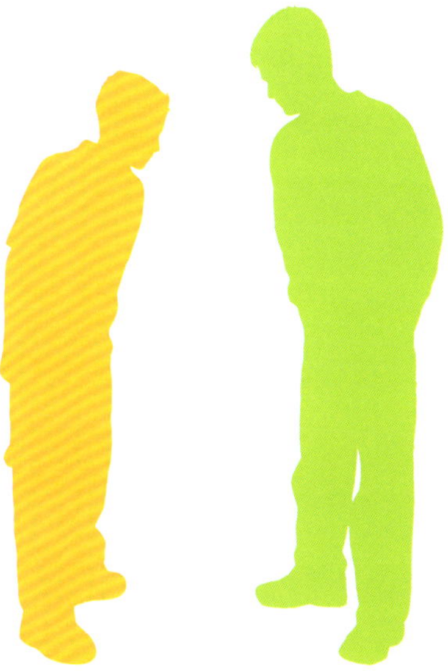

答案

第51页

左或右

几乎可以肯定有一只手会连上更多的点。这就是优势手，一般用这只手写字。如果双手连成点的距离相同的话就极不平常——几乎每个人都会倾向于一只优势手。

第54页

你对词汇的记忆力怎样？

如果积分超过8就是良好。词汇比脸型难记，但比数字简单。你可能会发现不寻常的词汇（如呕吐）比令人厌烦的词汇（如沙拉）好记。这是由于大脑善于将注意力集中在不寻常的东西上。你可能发现视觉记忆有助于此测试，特别是将词汇以古怪的方式联系起来，如地毯上的果酱或椅子上的小卵石。

第55页

你的视觉记忆怎么样？

如果记住一半以上的物体就是良好。由于不能应用想象力来产生利于记忆的图像，因而比单词难记。盘子里的东西并不有趣，不会在短期记忆中待很长时间。

第55页

数字游戏

大多数人只能在短期记忆中一次记住7个数字，如果超过7就是优良。那是因为数字枯燥乏味，比单词和图片难记得多。但是可通过诵读多次以便大脑记住声音来提高对数字的记忆。即使不读出声来只是在脑海中默读也有用。如果有别的事让你分心，数字将很快从短期记忆中消失。

第60～61页

空间思维

1e, 2b, 3b, 4e, 5d, 6a, 7d, 8b, 9b, 10e

第60～61页

语言能力

1c, 2d, 3a, 4d, 5e, 6c, 7e, 8d, 9a, 10c, 11d, 12c, 13e, 14a, 15b, 16b

第62～63页

数字能力

1e, 2e, 3a, 4d（序列中每两个数字加起来就是下一个数字）, 5b, 6a（数字显示每个字母在字母表中的位置）, 7e, 8d（小心——脑筋急转弯）, 9d, 10c（又一个脑筋急转弯）, 11d, 12a, 13b, 14b（所有数字都是平方）, 15c

第62～63页

横向思维能力

1. 蛋里面的小鸡

2. 它们是冬天雪人脸的一部分，但雪人融化了

3. 后背的降落伞没打开

4. 三胞胎

5. 四方形的下水道盖在旋转时可能会掉下去，但圆形的不会

6. 鸡尾酒中的冰有毒，那人离开后冰融化了

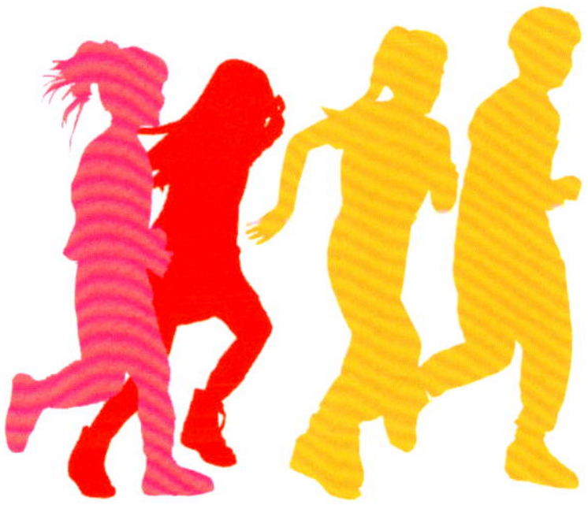

7. 没有

8. 打开第一个开关，关闭第二个开关，第三个开关开两分钟后关闭，然后跑上楼。灯亮的是第一个开关，灯泡有温度的是第三个开关，灯泡凉的是第二个开关。

9. 那人是个矮子，不能够到电梯里7以上的按键。下雨天带着伞，可用伞来按最上面的按键。

第75页

夜猫子或云雀

选a得4分，选b得3分，选c得2分，选d得1分。

6～11分 属于夜猫子，喜欢熬夜，但是可能会睡眠不足，白天脾气很坏，影响学习。如果你认为需要增加睡眠，可试试周末时早点上床睡觉。

12～18分 既不是夜猫子也不是云雀，可能有良好的睡眠习惯。

19～24分 属于云雀，喜欢清晨。想想你多么幸运—大多数人厌恶早起。

第85页

找出假笑

1、2、3是假笑，4、5、6是真笑。

致谢

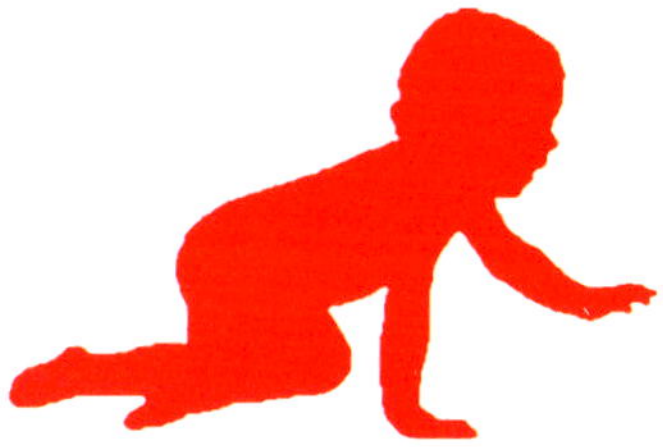

Dorling Kindersley would like to thank the following people for help with this book: Janet Allis, Penny Arlon, Maree Carroll, Andy Crawford, Tory Gordon-Harris, Lorrie Mack, Pilar Morales for digital artwork, Laura Roberts, Cheryl Telfer, Martin Wilson.

Thanks also to Somso Modelle for use of their anatomical model (p. 16)

The publisher would like to thank the following for their kind permission to reproduce their images: Position key: a=above, b=below/bottom, c=centre, l=left, r=right, t=top

Corbis: Bettmann 77cl; Cameron 57tr; Cheque 36-37b; L. Clarke 37tr; Robert Holmes 52cb; Richard Hutchings 22crb; Thom Lang 6tl, 13bcr, 14clb (brain); Lawrence Manning 35bl; John-Marshall Mantel 52ca; Reuters 28bc; Anthony Redpath 1tl (photos); ROB & SAS 33br; Royalty Free Images 29tc (mouth), 79c; Nancy A. Santullo 64bc, 70tl; Norbert Schaefer 36-37c; Strauss/Curtis 22l, 78r; Mark Tuschman 64clb, 78l; Larry Williams 34c; Elizabeth Young 34cl. DK Images: Commisioner for the City of London Police 73cr; Denoyer/Geppert Intl. 17clb, 19tr, 20tr; Eddie Lawrence 59tr; Judith Miller, Otford Antiques & Collectors Centre, Kent 64cb (bear), 67bl, 69clb; 16r; Jerry Young 62c. Dreamstime.com: Glowonconcept 89cb. Getty Images: Alistair Berg 26-27; Tipp Howell 49cra; Andreas Kuehn 64ca (face), 79r; Stuart McClymont 52c; Eric O'Connell 80-81b; Royalty Free/Alan Bailey 64br, 78c; Chip Simons 77r; Anna Summa 79l, 85bcl; Trujillo-Paumier 64tr, 76-77b; V.C.L. 36cl; David Zelick 34tr. Science Photo Library: 10l, 11tl, 11tr, 11l, 11r, 14crb (left jar), 14crb (right jar), 15cl, 18cl; Alex Bartel 39cr; Annabella Bluesky 22cra, 35br; Neil Bromhall 39cl; BSIP Ducloux 22cr; BSIP, Joubert 18cla; BSIP/Serconi 11tcl; BSIP VEM 18clb, 78bl; Scott Camazine 19bl; CNRI 6cr, 13bcl, 17clb, 20cla, 20bl; Dept. of Clinical Cytogenetics, Addenbrookes Hospital 33bc; John Dougherty 12bl; Eye of Science 19clb, 20cl; David Gifford 6, 22tr; Pascal Goetcheluck 28tcr; Nancy Kedersha 5cl, 44-45; Mehau Kulyk 11tc, 18r, 30clb; Francis Leroy, Biocosmos 38l; Dick Luria 21bl; David M. Martin, M.D. 19cl; Hank Morgan 29bc, 29tc (graphic), 47br, 81tr; Dr. G. Moscoso 38r; Prof. P. Motta, Dept. of Anatomy, University "La Sapienza", Rome 15cla; Profs. P.M. Motta & S. Makabe 38cr; Dr. Yorgos Nikas 38cl; David Parker 28tcl; Alfred Pasieka 29bl, 46-47c(brain); Prof. Aaron Polliack 10r, 14crb (middle jar); Victor De Schwanberg 12bcl, 13tr, 14clb (heart), 14clb (kidney); Volker Steger 58tl, 72-73; VVG 6tr, 21crb; Andrew Syred 6clb, 11tcr, 17cla, 21cl, 28tr, 30cl; Paul Taylor 12bcr; Tissuepix 39l; Geoff Tompkinson 46bl; 83 (car) National Motor Museum, Beaulieu, Somso Modelle 14tl.

All other images © DK Images

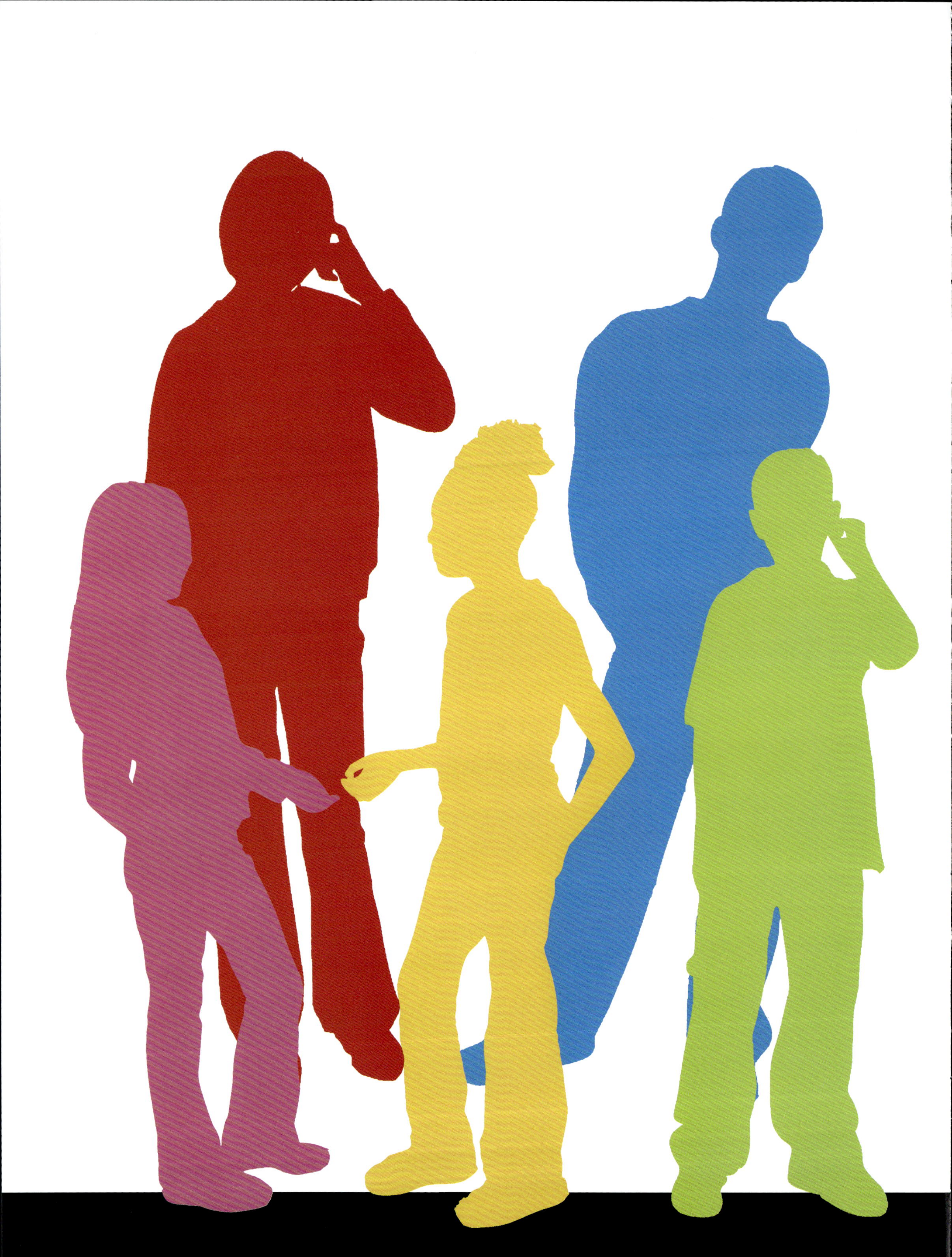